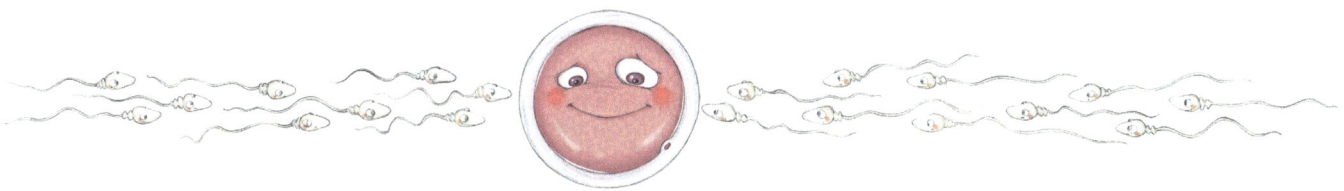

Este cuento pertenece a: / This story belongs to:

_____

(Pon aquí tu nombre) / (Put your name here:)

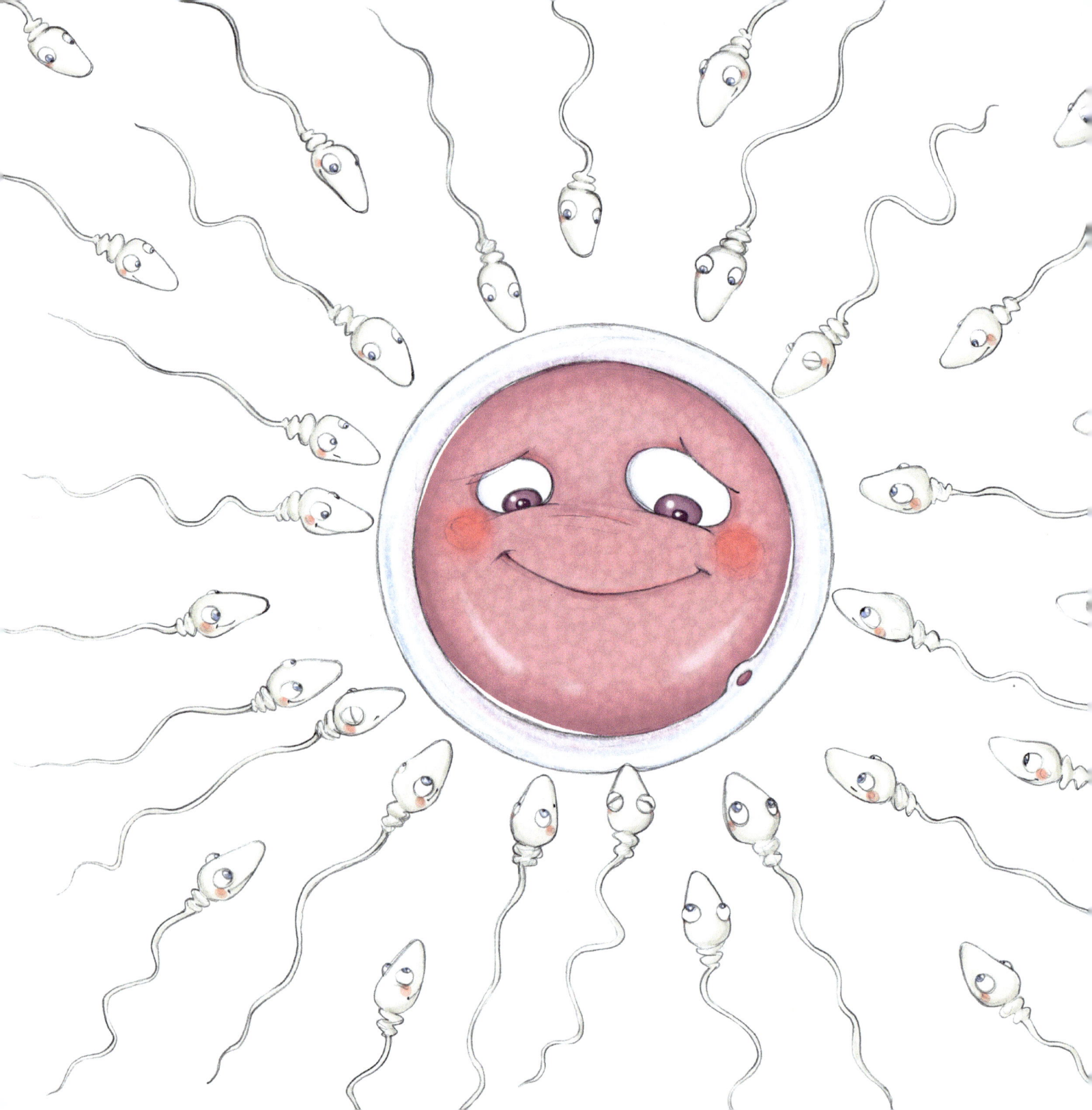

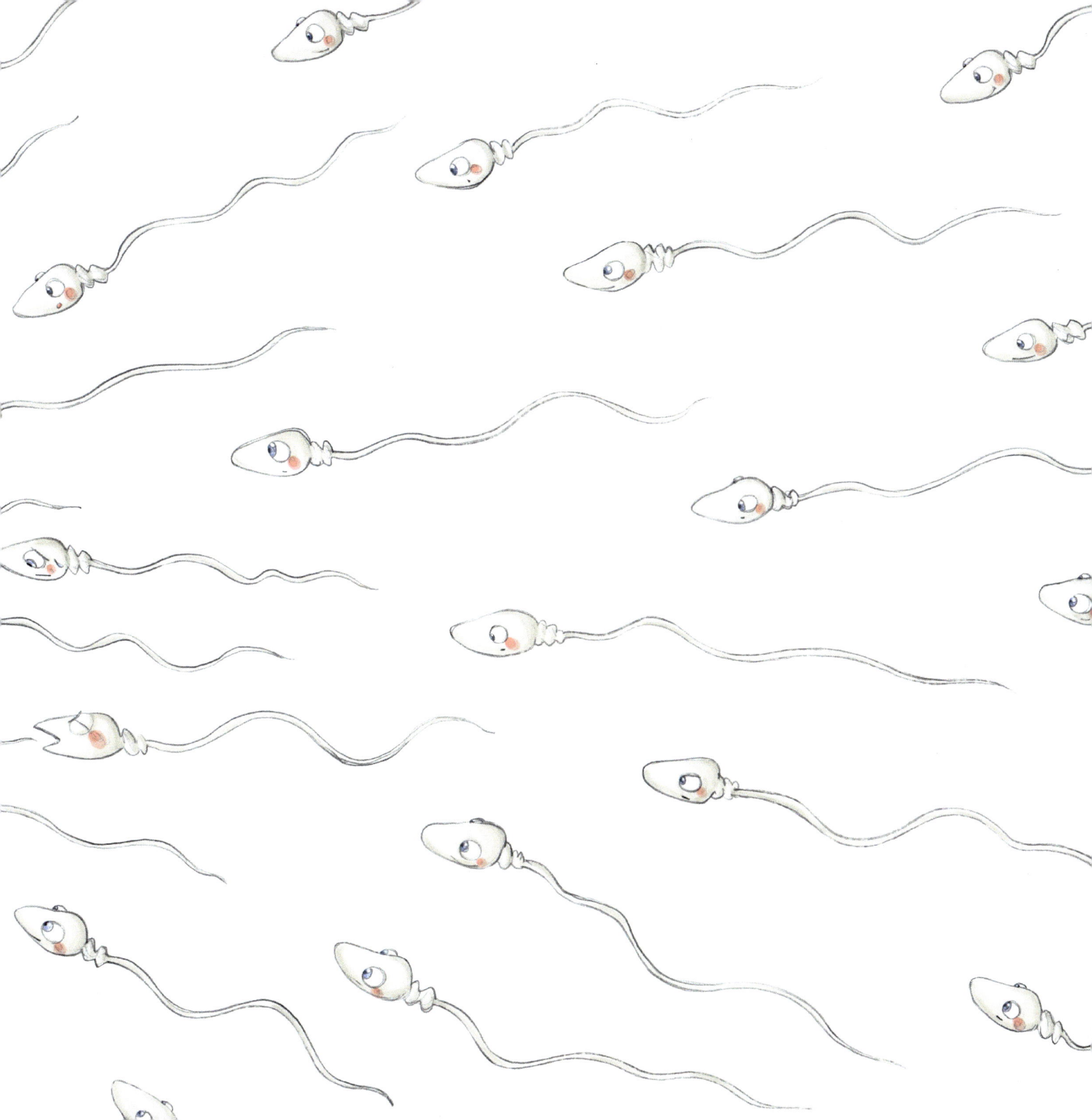

Madre en solitario - Single mother
TENÍAS QUE SER TÚ
IT HAD TO BE YOU

© Texto / Text: Olga Junyent
© Ilustraciones / Illustrations: Bernadette Cuxart
© Diseño y maquetación / Design and layout: Olga Junyent
Corrección de textos (castellano): Gemma Brunat
Text correction (english): Hayley Dawson

Reservado todos los derechos/All rights reserved

A Maiol, mi hijo y el protagonista de este cuento.

To Maiol, my son and the protagonist of this story.

Madre en solitario - Single mother

TENÍAS QUE SER TÚ
IT HAD TO BE YOU

Olga Junyent - Bernadette Cuxart

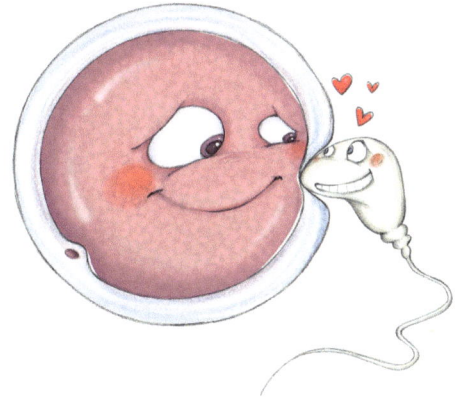

Decidí que lo mejor que podía hacer en la vida era tenerte a ti, ser tu mamá.

I decided that the very best thing I could do in my life was to have you, to become your mum.

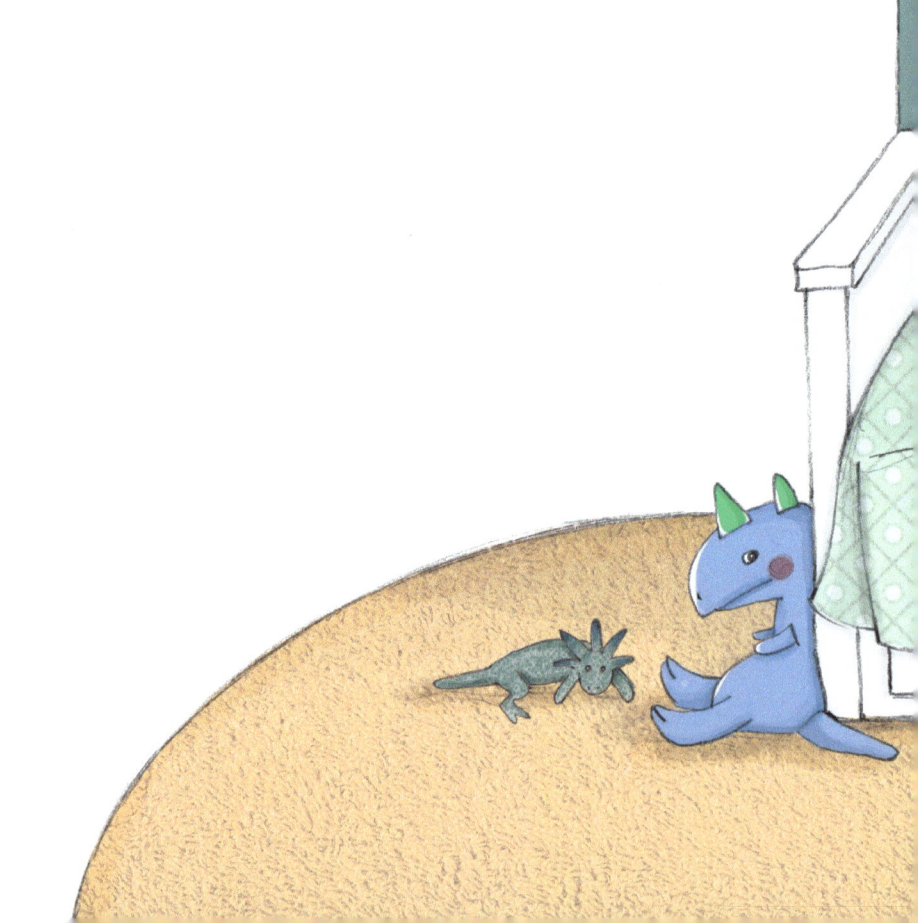

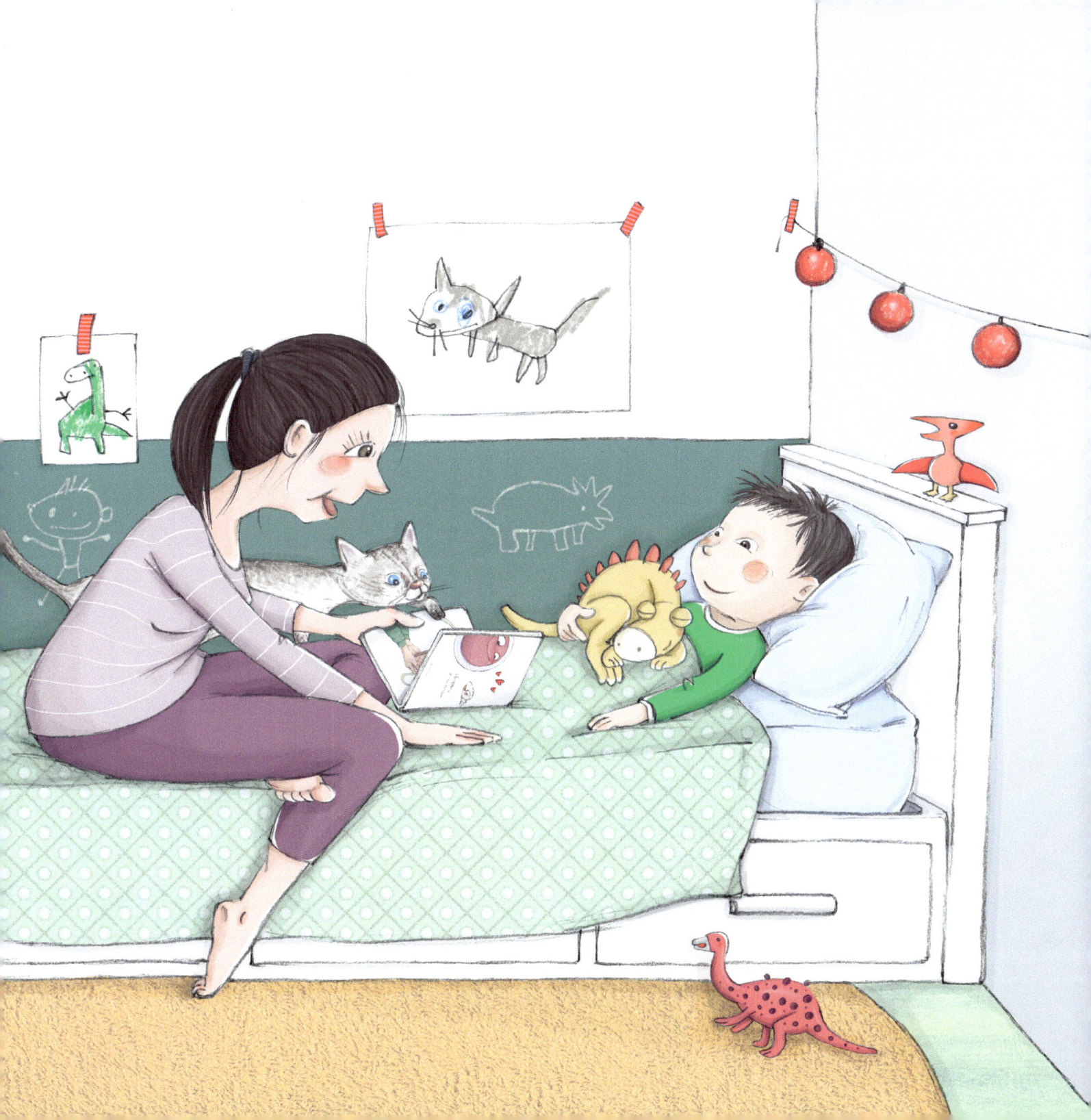

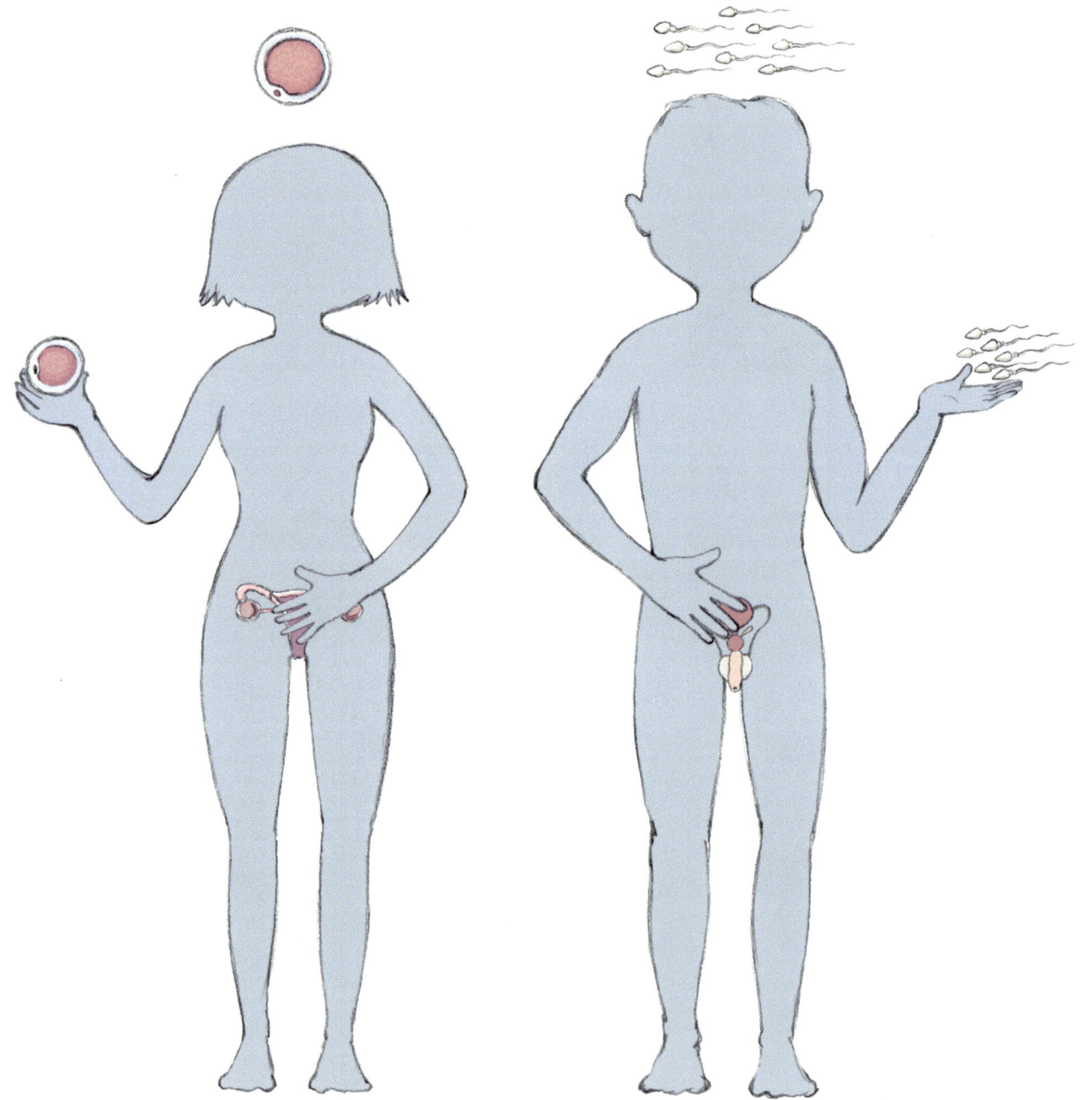

Para que tú nacieras, necesitaba un óvulo y espermatozoides. Los óvulos crecen dentro del cuerpo de la mujer y los espermatozoides dentro del cuerpo del hombre. Cuando un espermatozoide entra dentro de un óvulo, se forma un embrión.

But for you to be born, I needed an egg and sperm. Eggs grow inside a woman's body and sperm grow inside a man's body. When a sperm cell enters an egg cell, an embryo is formed.

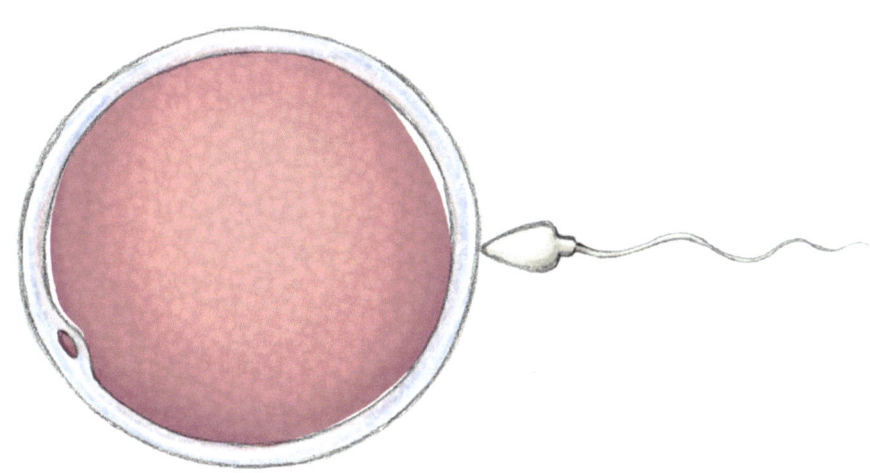

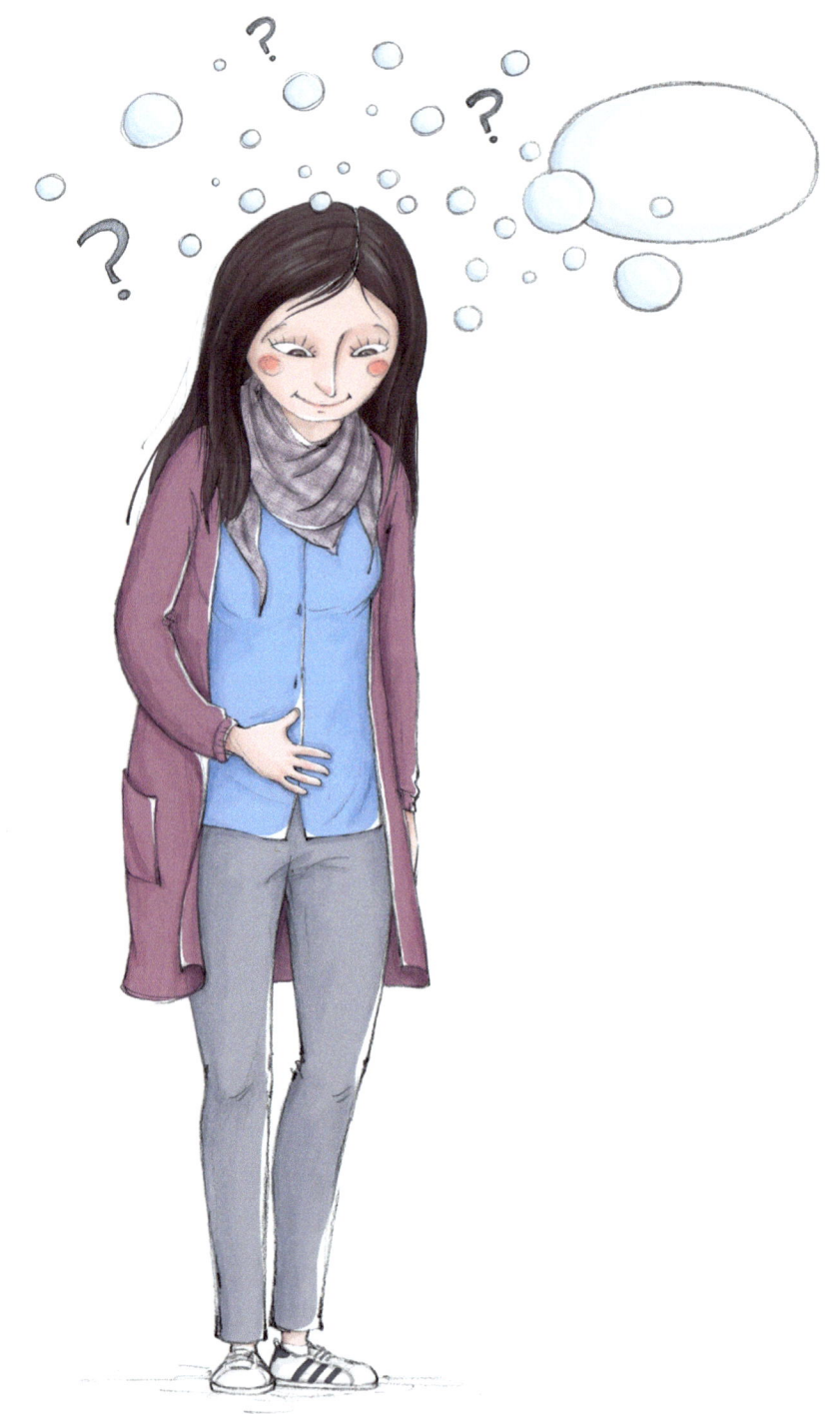

Yo tenía un óvulo, pero no tenía ningún espermatozoide. Sin embargo, confiaba en que encontraría una solución.

I had an egg, but I didn't have any sperm. I was sure that I would find a way to have you.

Tenía tantas ganas de tenerte, que mi cerebro pensaba a todas horas, sin descanso.

I wanted to have you so much that my brain was always thinking about what I could do. It never stopped to rest.

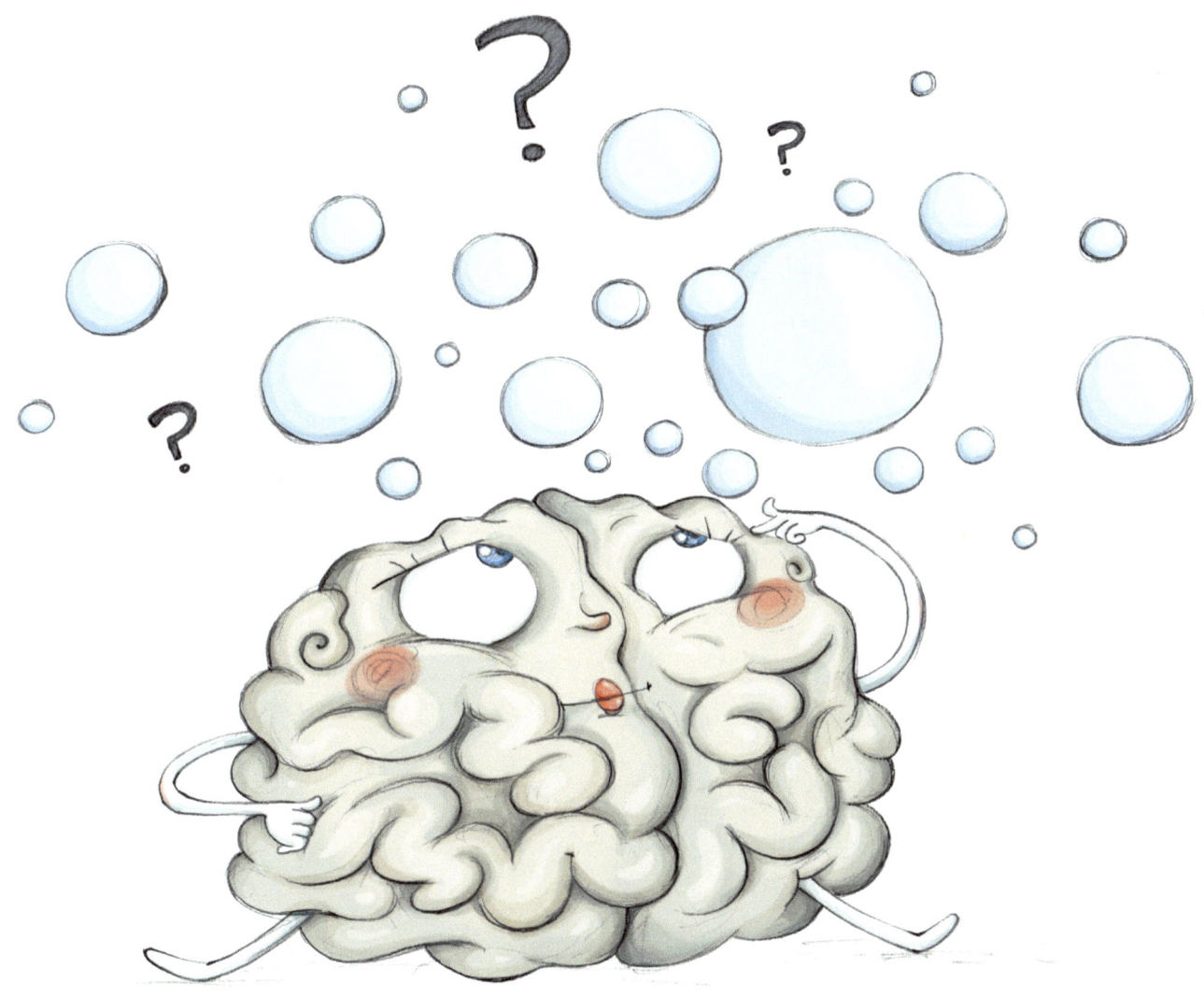

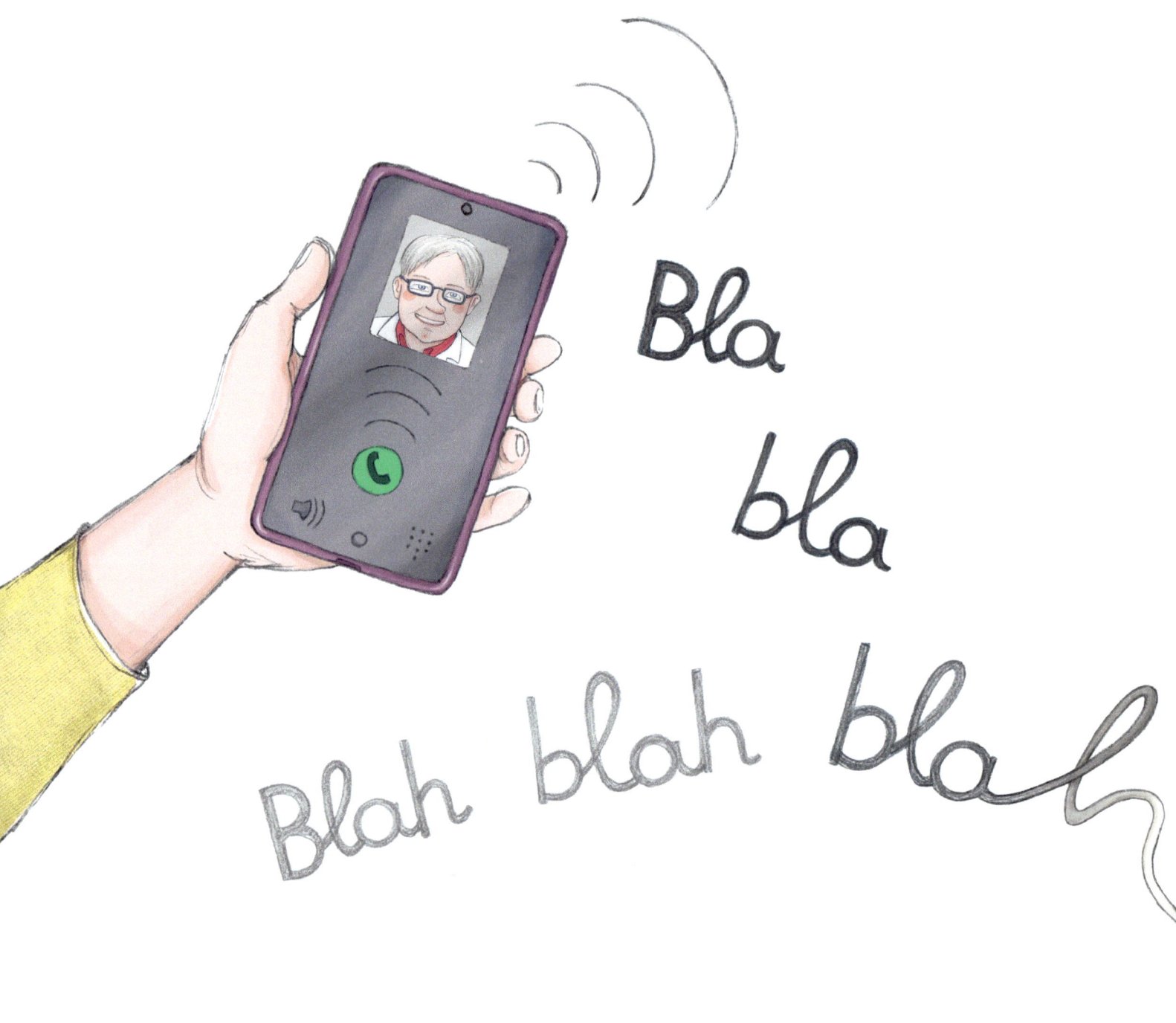

Y fue entonces cuando tuve la gran idea de llamar al médico.

Then I had an amazing idea. I'll call the doctor.

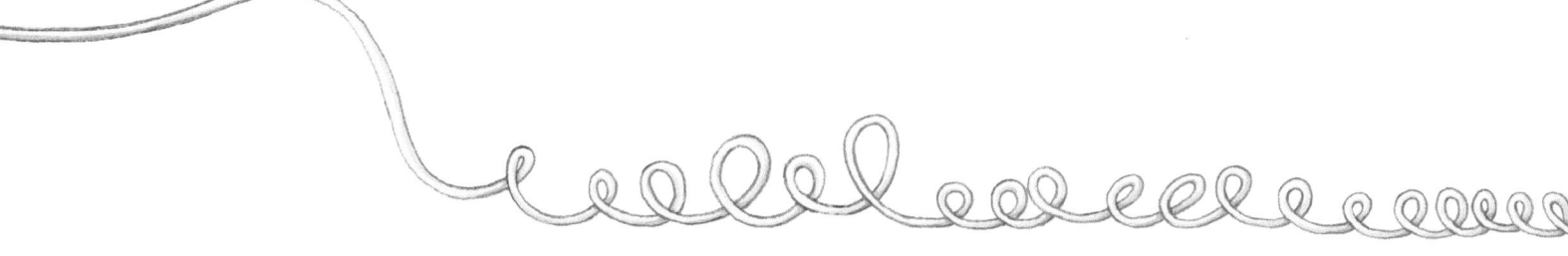

El médico me explicó que hay personas que donan sus óvulos o espermatozoides a la gente que no puede tener hijos.

The doctor told me that there are people who give their eggs or sperm to people who want to have children but can't do it on their own.

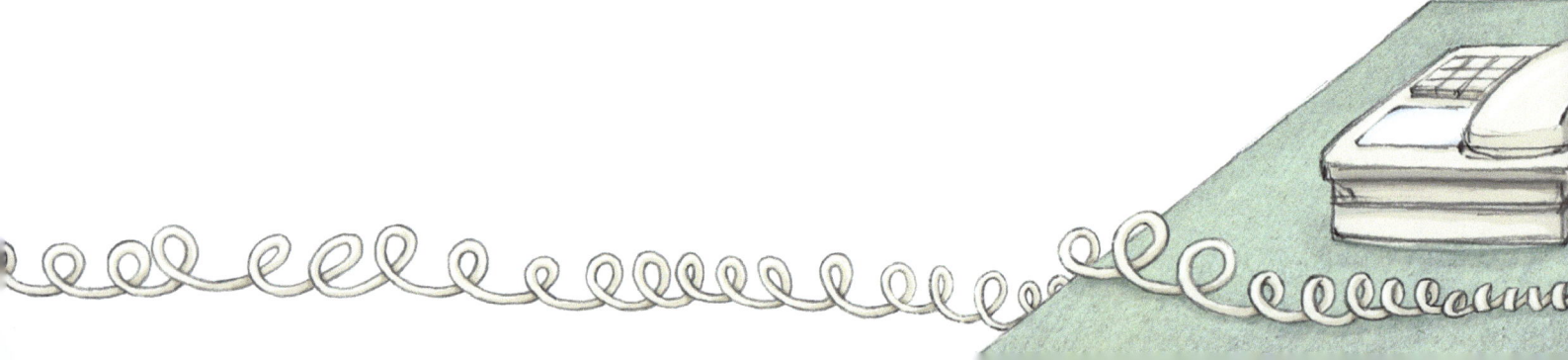

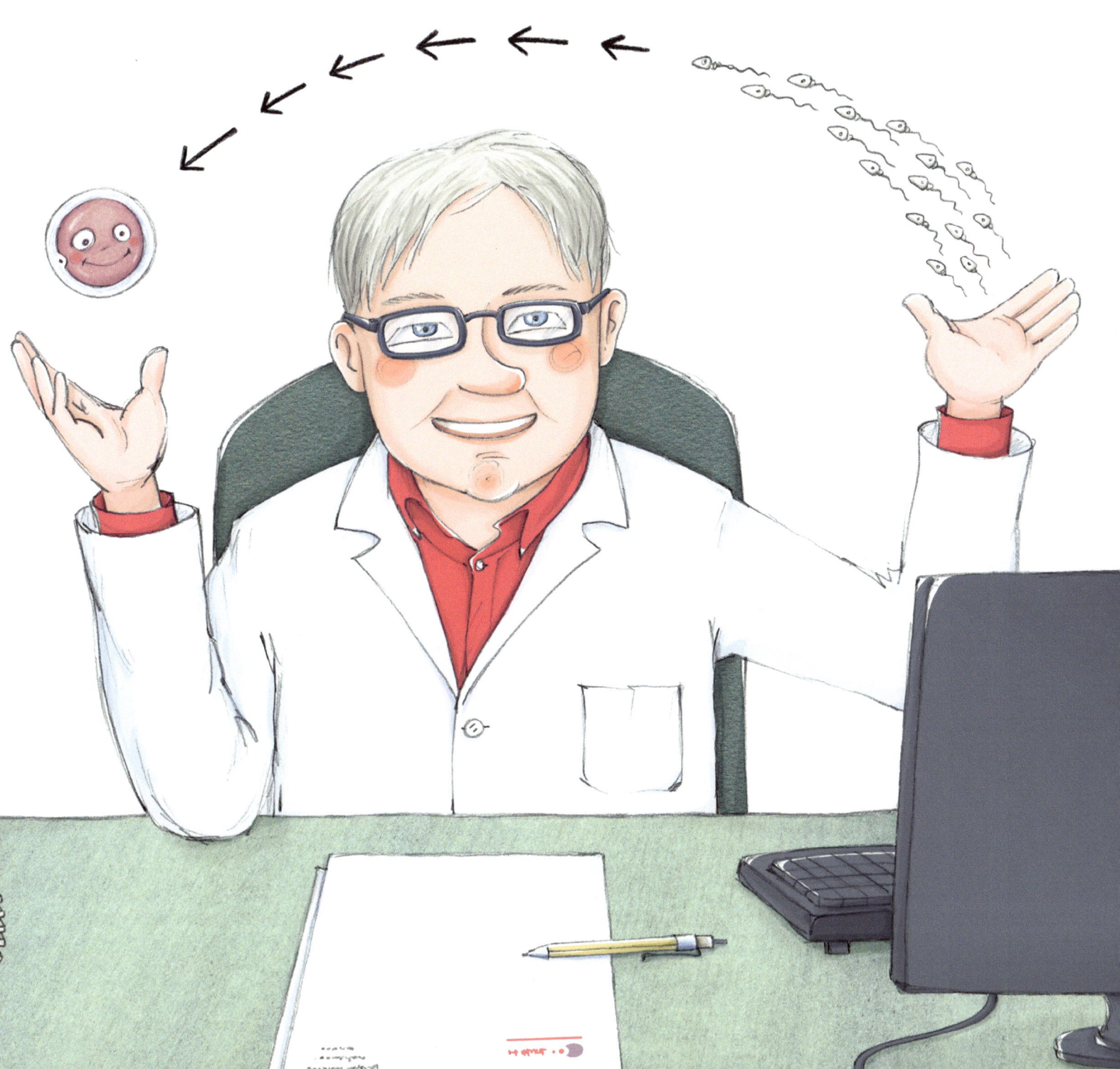

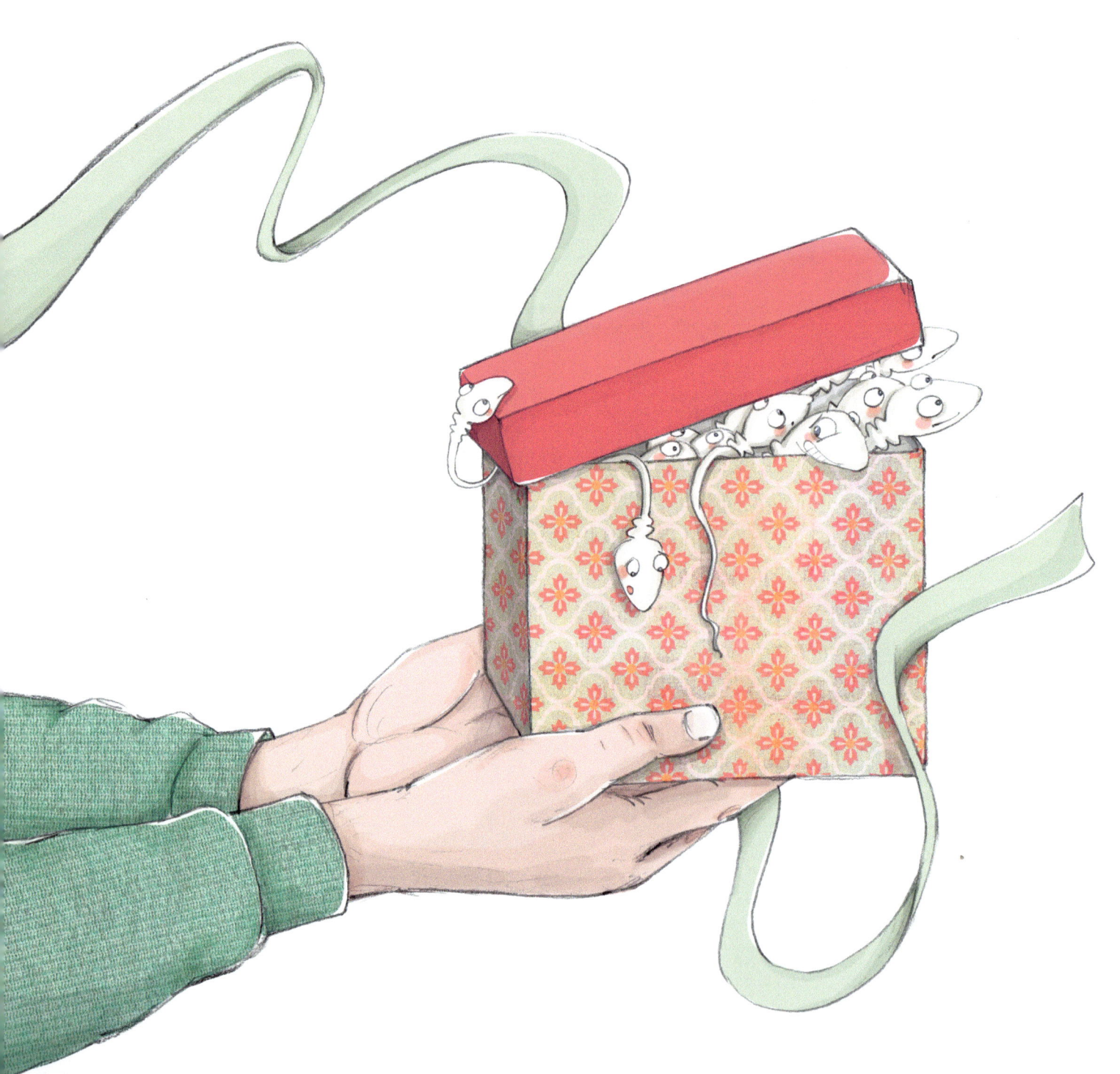

Y fue así como pude tenerte: gracias a un señor que no conocemos, que es tu padre biológico o donante. Debemos estarle muy agradecidos, porque decidió llevar al médico unos espermatozoides suyos para que me los diera a mí.

And that's how I had you: thanks to a man who we don't know, but who is your biological father or doner. We are so grateful to him because he decided to donate some of his sperm so that the doctor could give them to me.

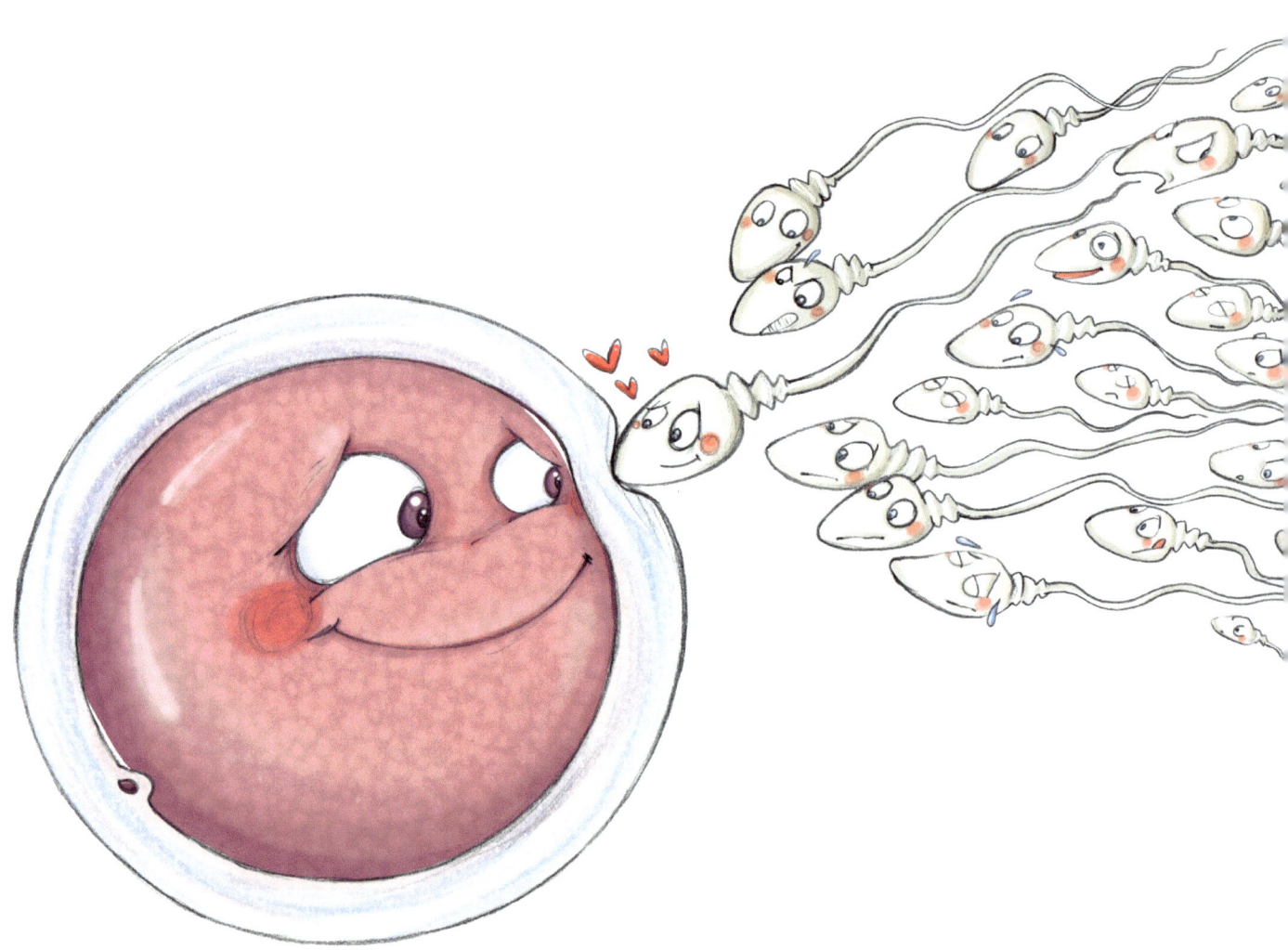

Hubo una carrera...

There was a race...

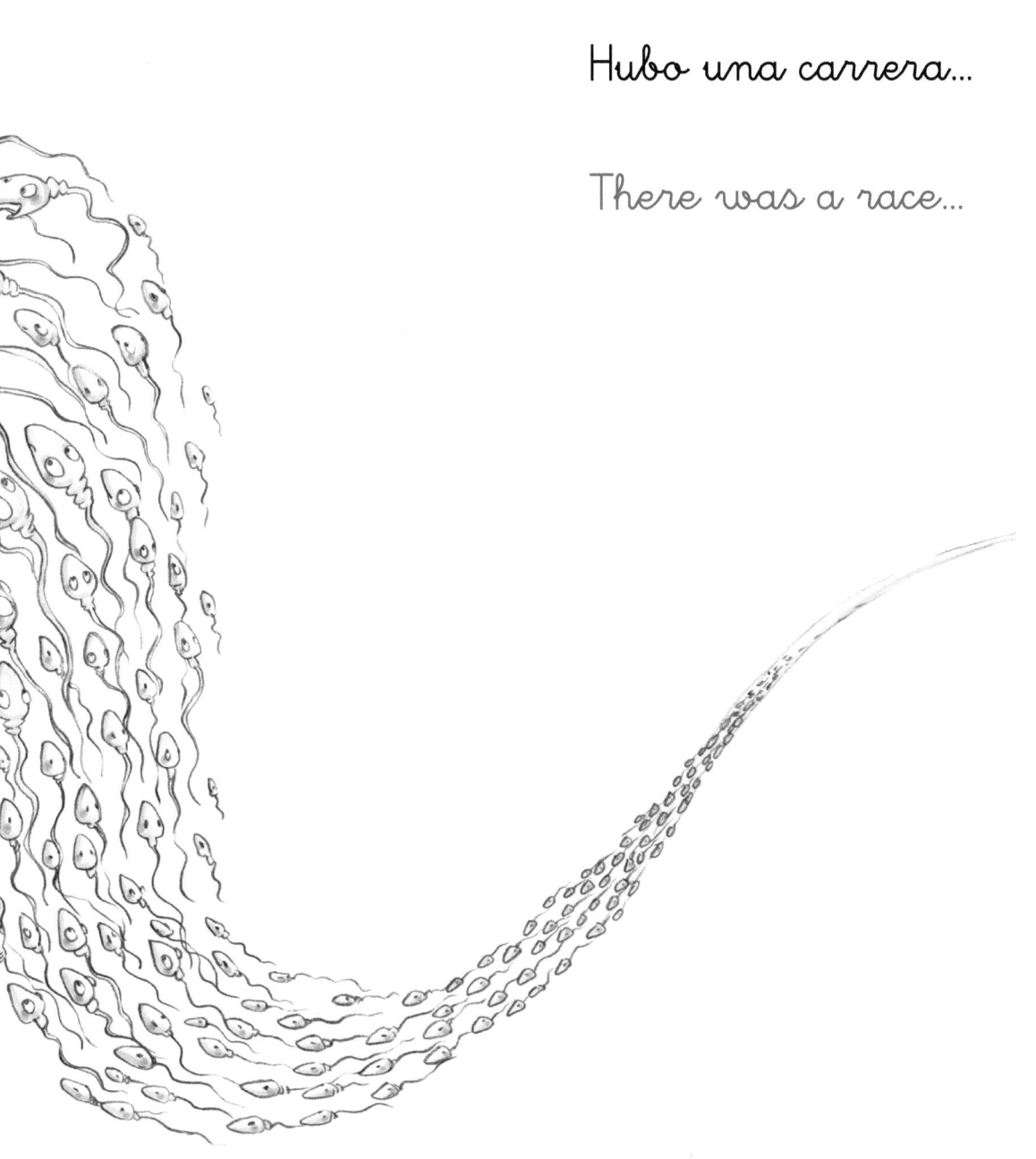

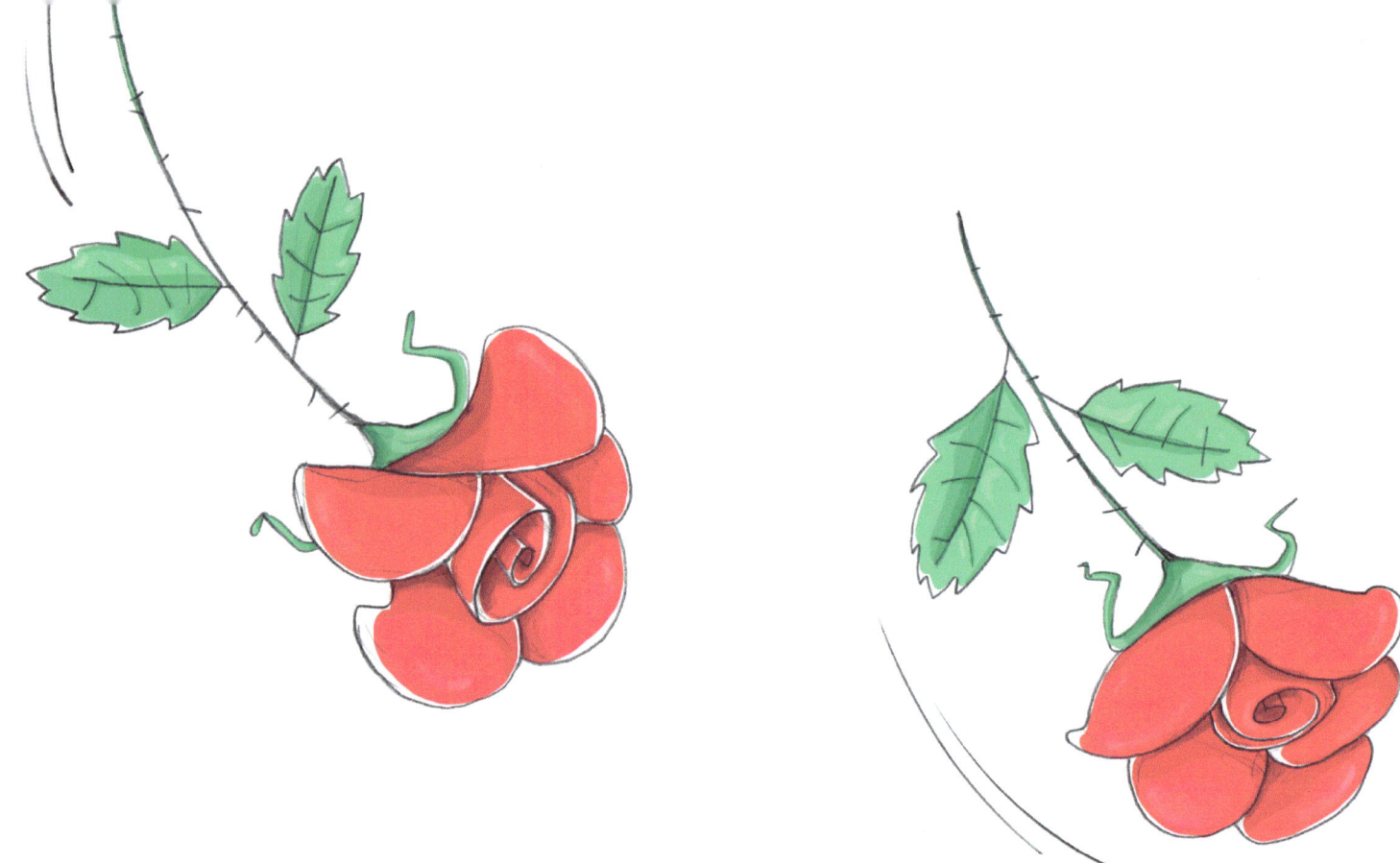

Participaron muchísimos espermatozoides, pero ¡solo hubo un campeón!

Lots of sperm cells took part, but there was only one champion!

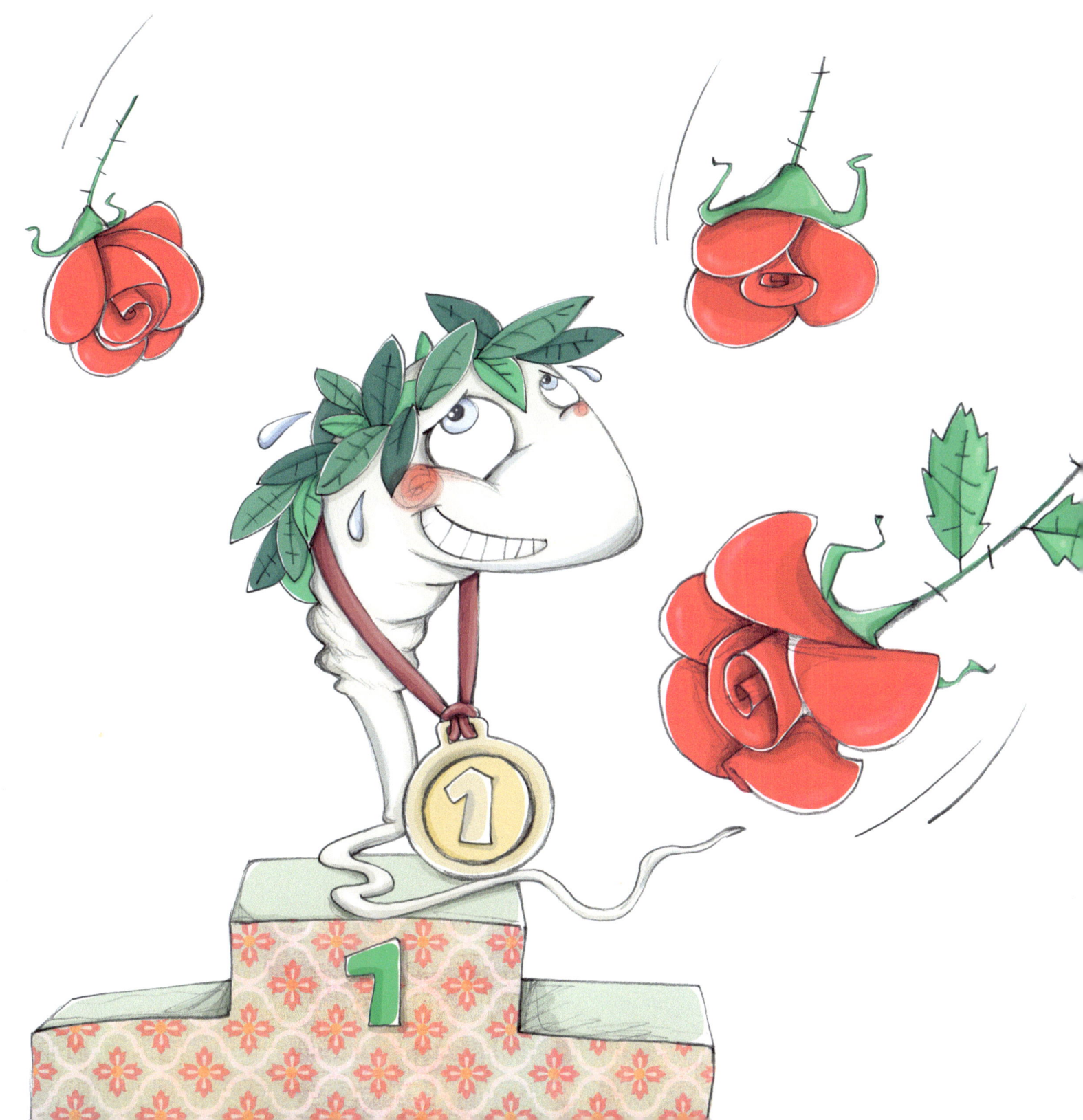

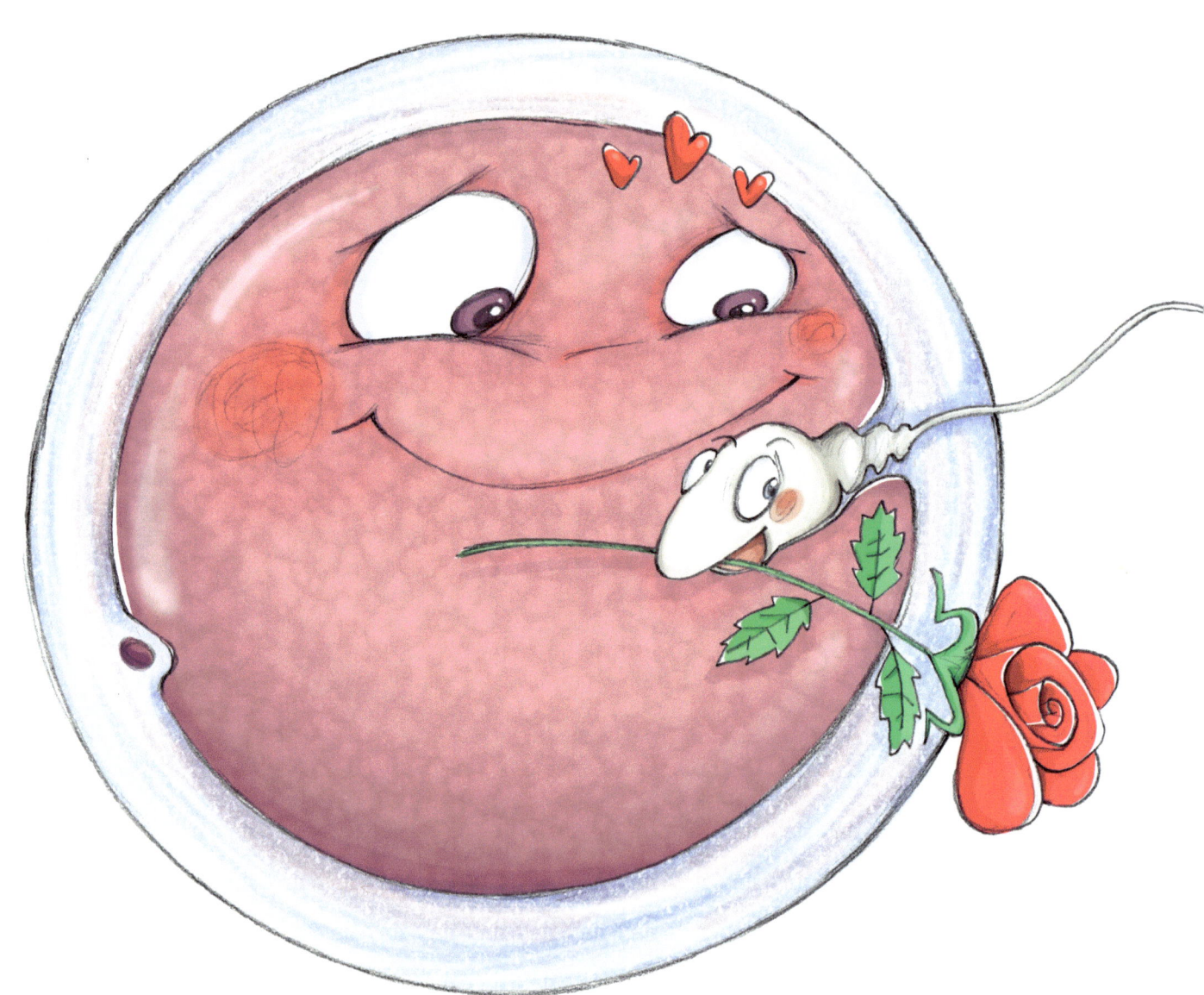

¡El que entró primero dentro de mi óvulo!

The one that met my egg first!

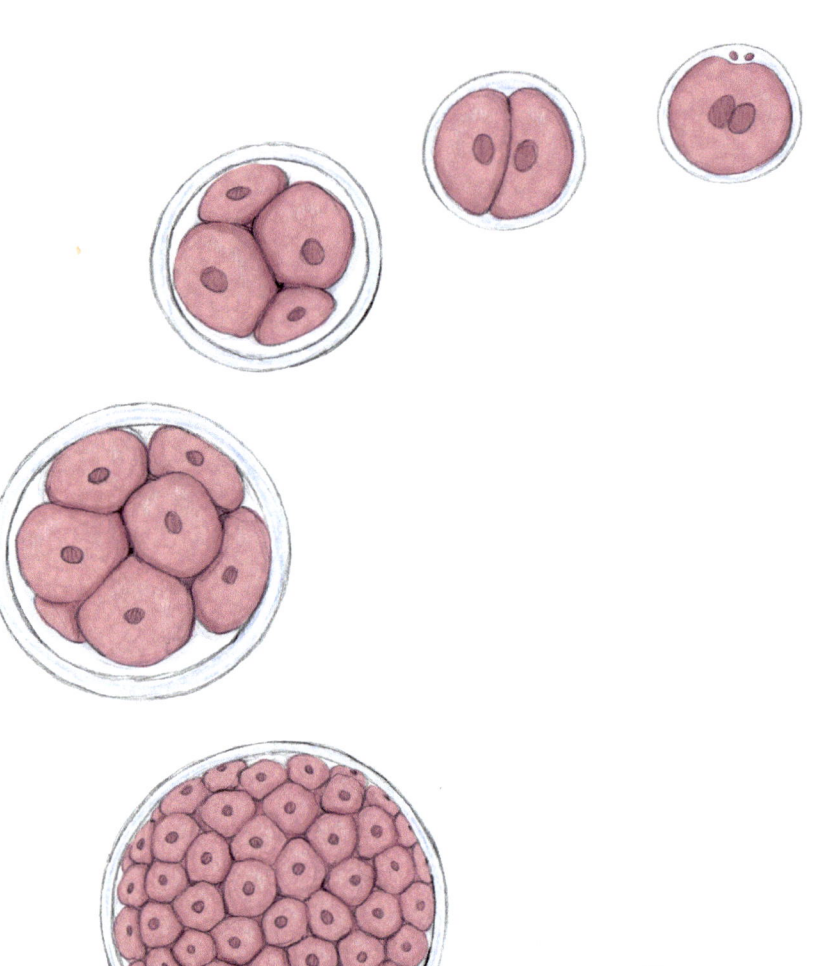

¡Y así es como se formó tu embrión y comenzaste a crecer!

And this is how your embryo formed and you started to grow!

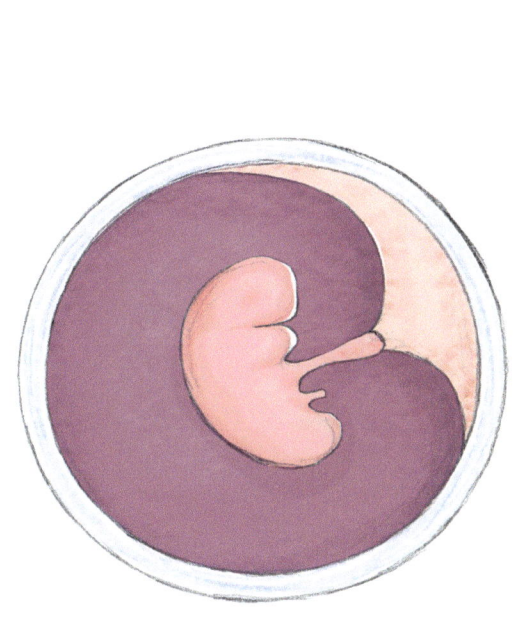
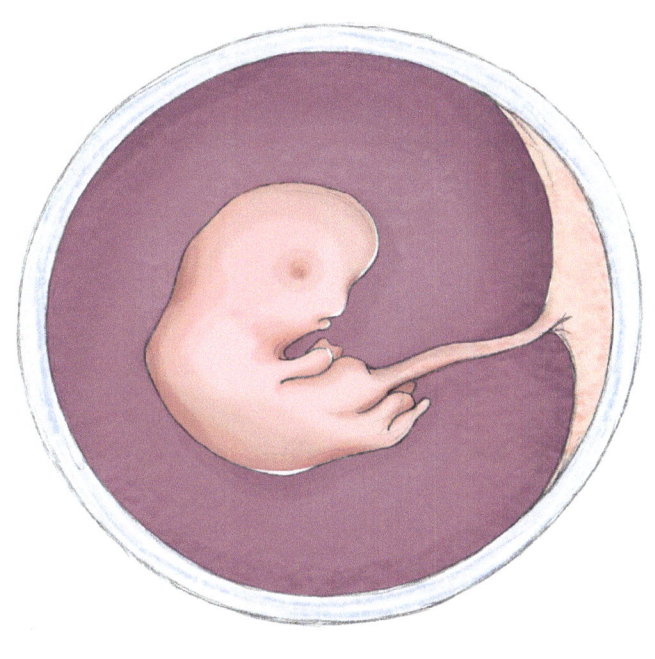

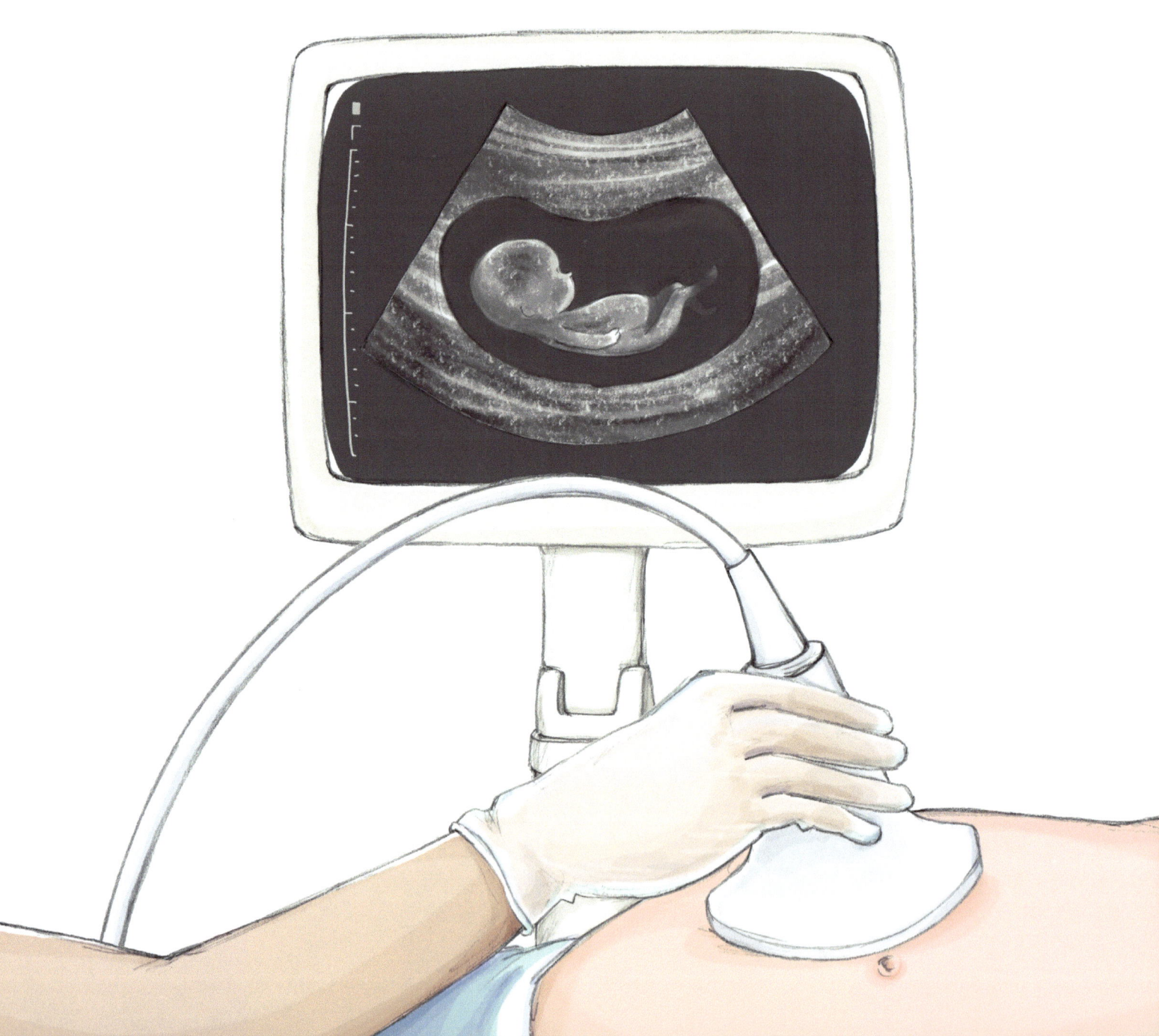

Días más tarde... oí por primera vez el latido de tu corazón. Bum-bum, bum-bum, bum-bum.

Days later... I heard your heartbeat for the first time. Lub dub, lub dub, lub dub.

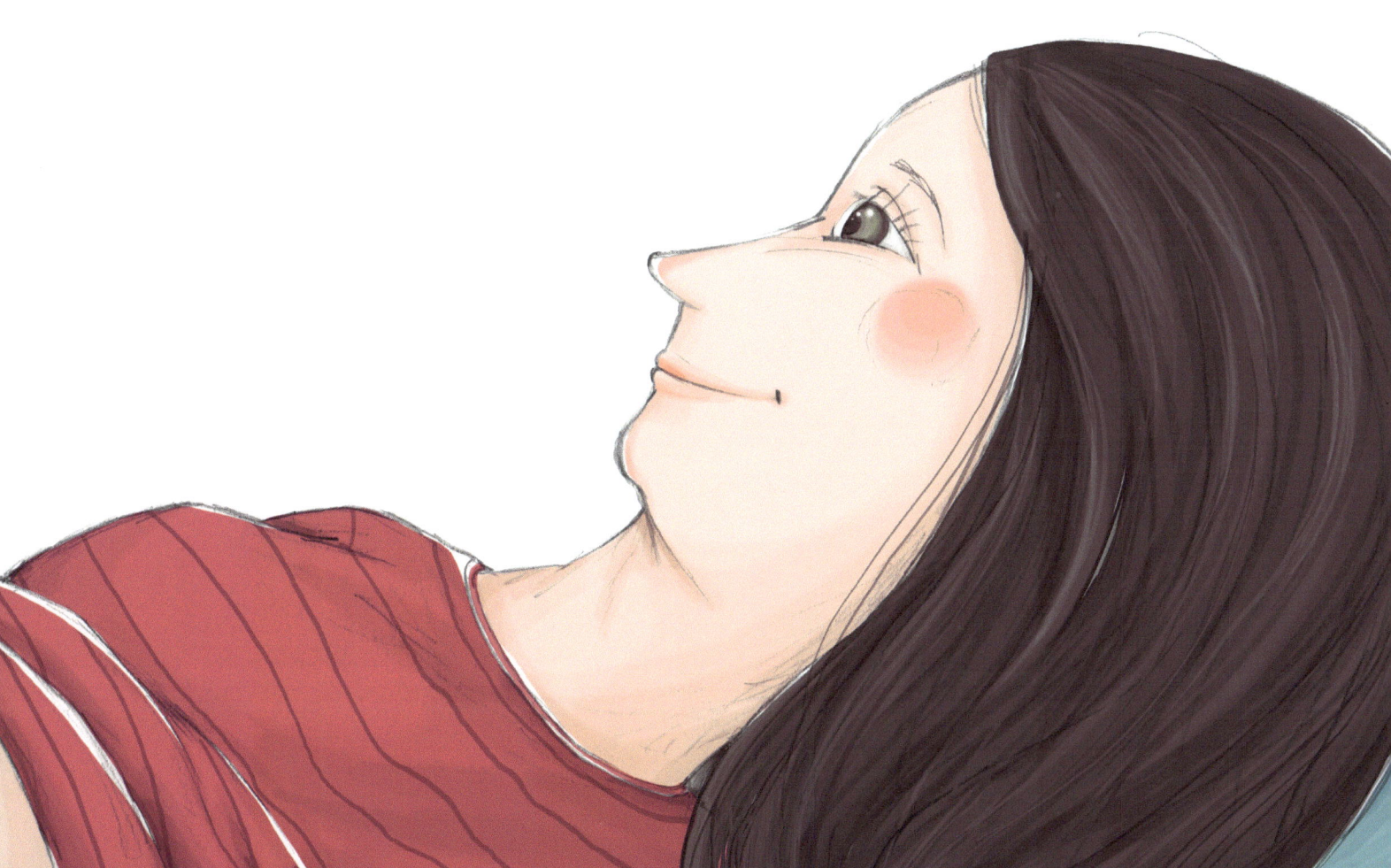

Yo te ponía música... ¡y tú te movías!

I played music for you... and you moved!

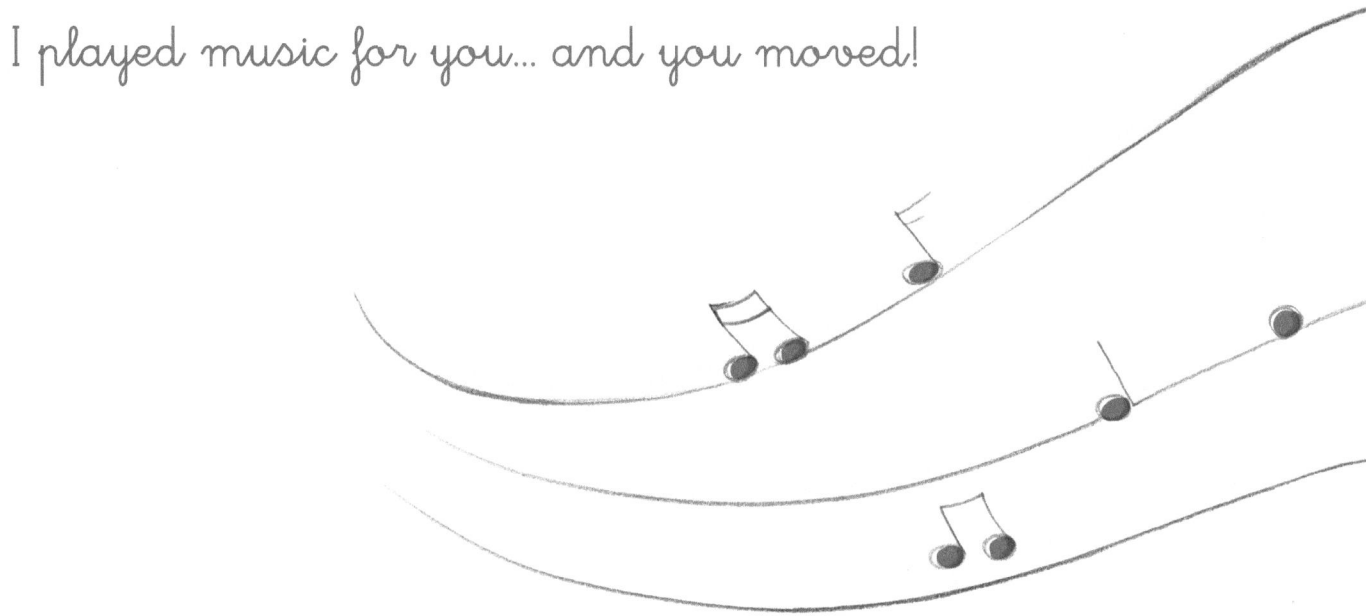

Te hablaba...

I talked to you...

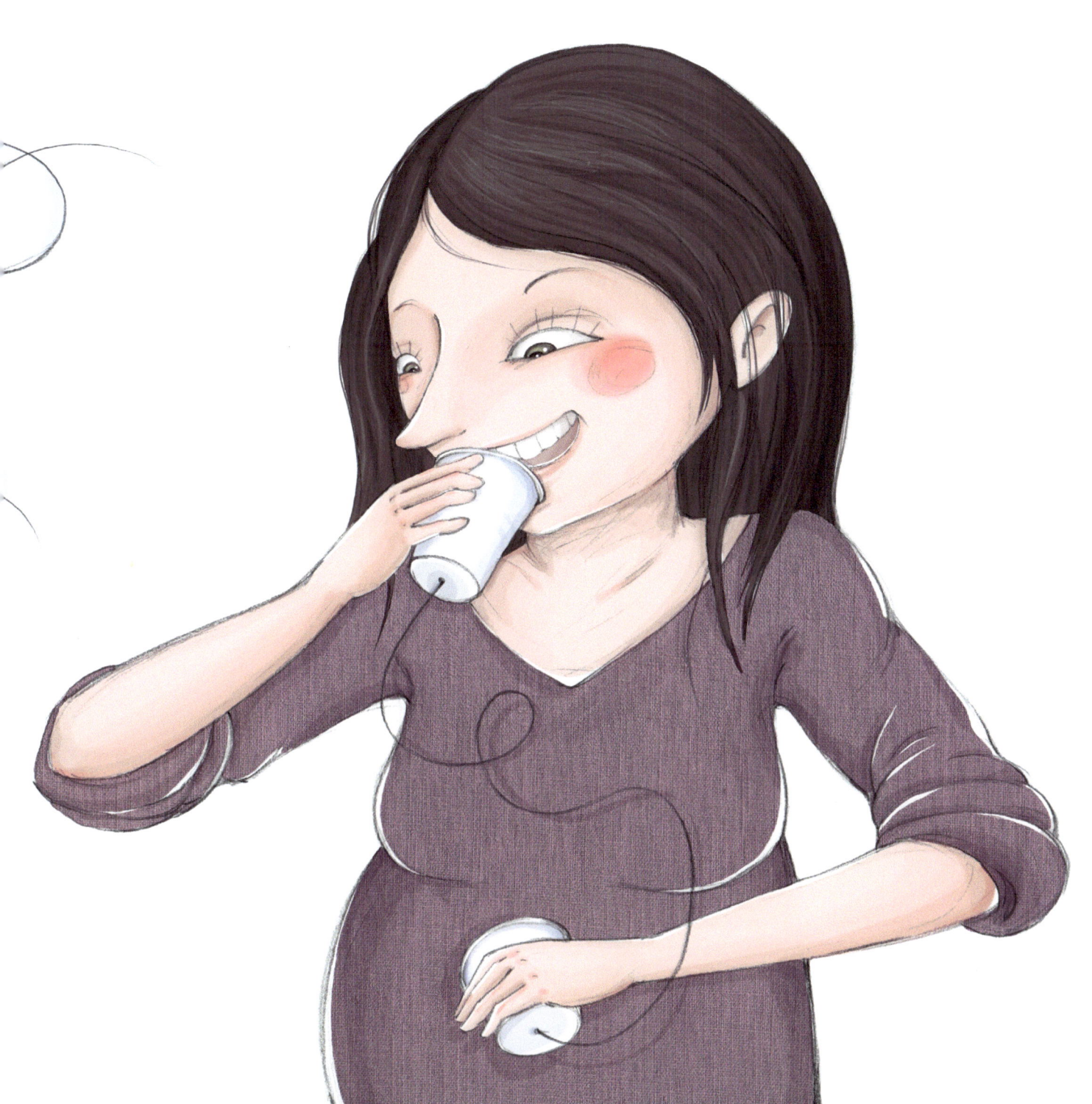

Preparé tu habitación.

I prepared your room.

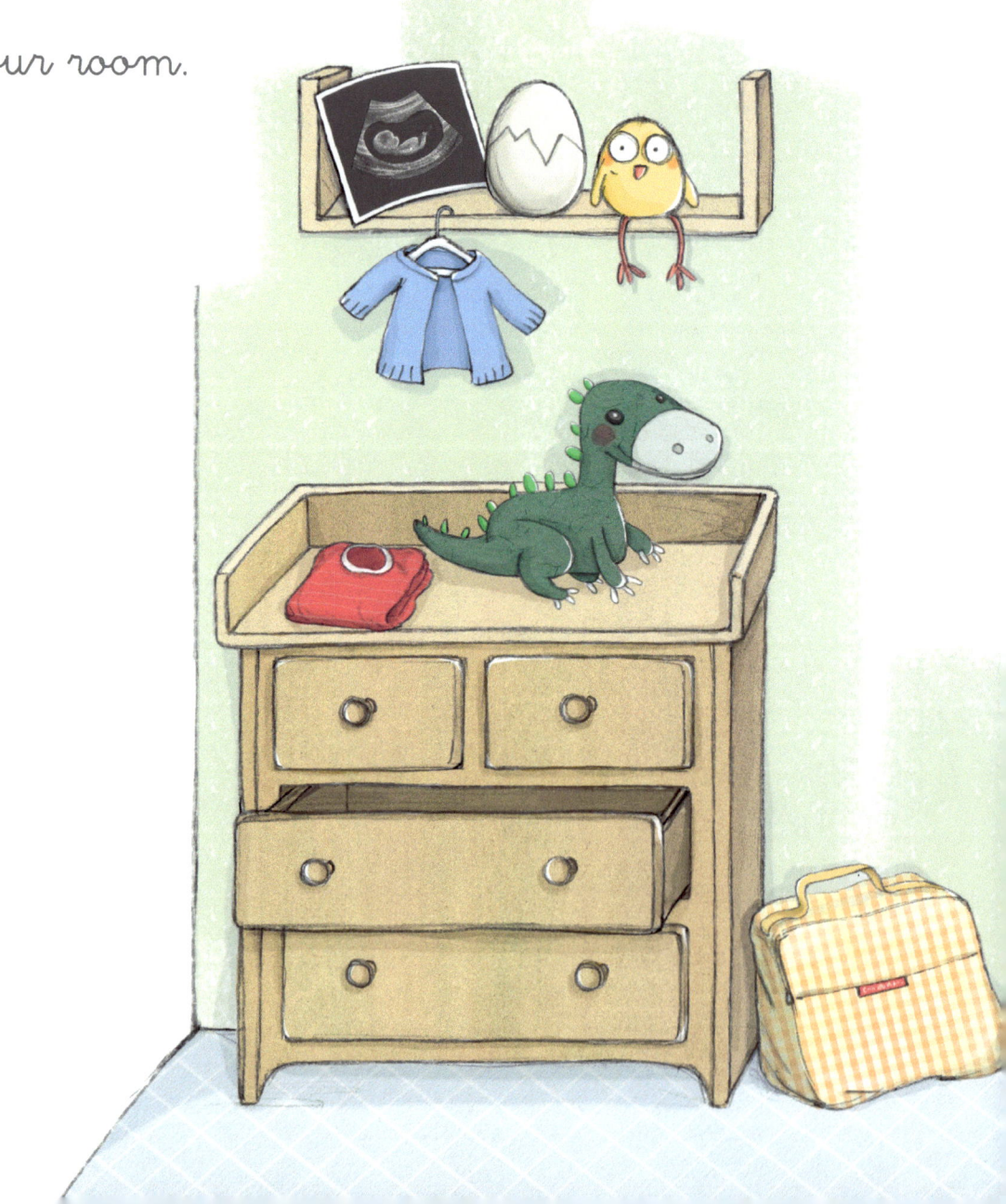

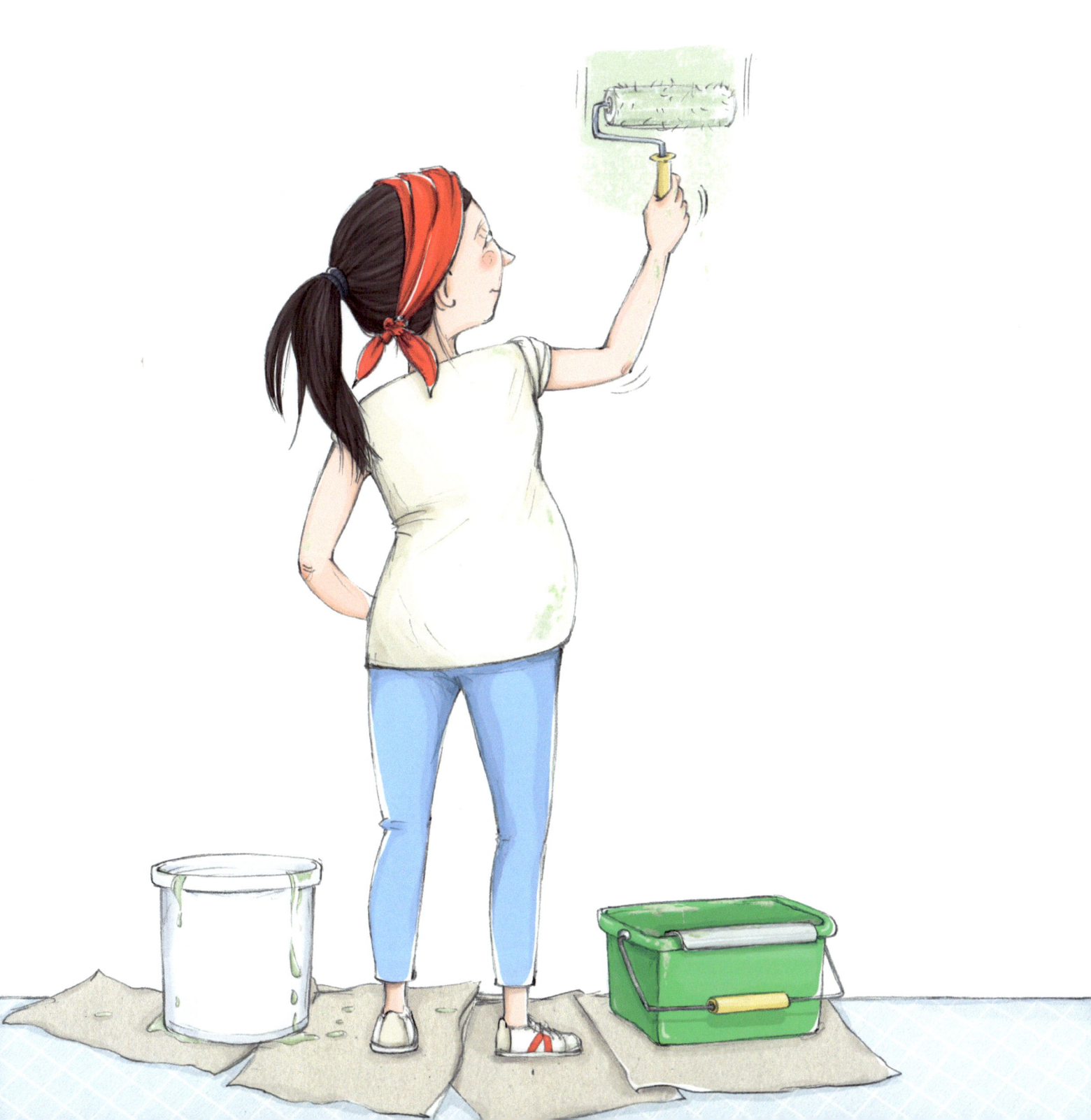

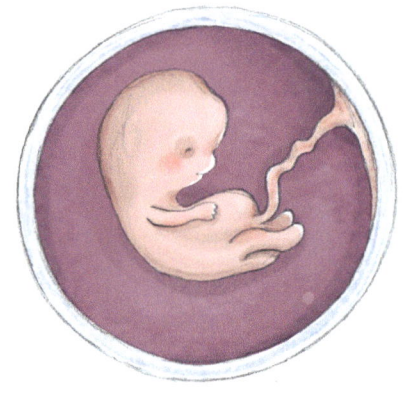
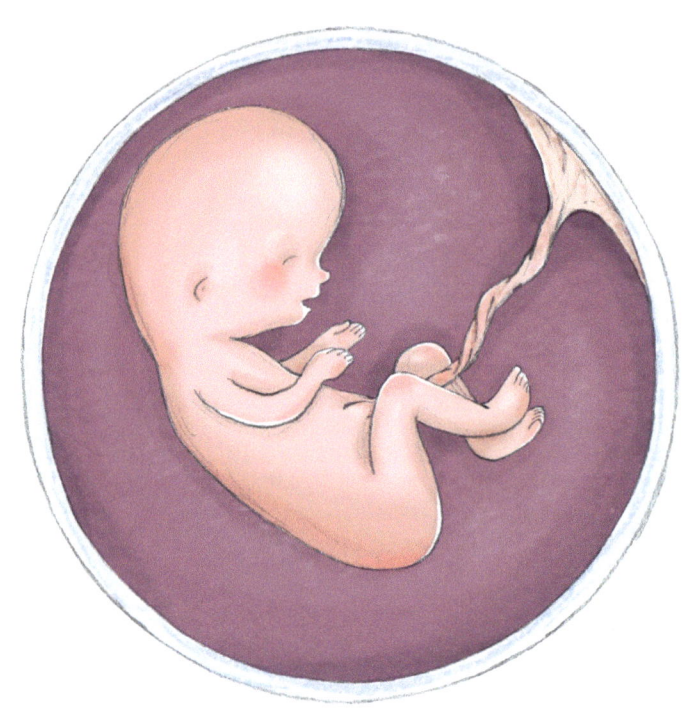

Y 9 meses más tarde... tic-tac, tic-tac, tic-tac...

And 9 months late... tick-tock, tick-tock, tick-tock...

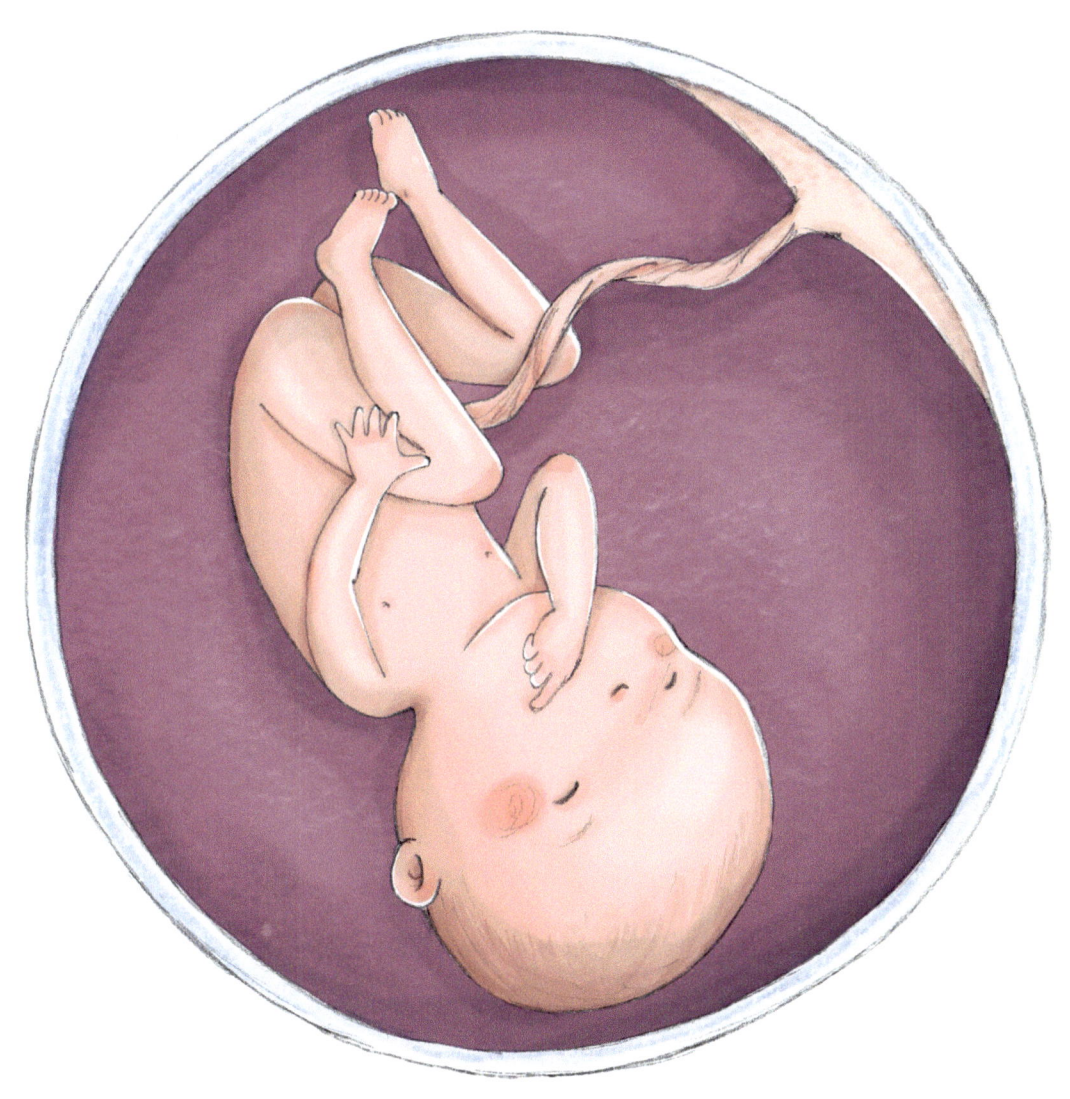

... ¡naciste!

Da igual cómo fuiste concebido. Desde mucho antes de que estuvieras en mi barriga, ya deseaba tenerte. Desde mucho antes de que nacieras, ya te quería.

¡Eres muy importante!

...you were born!

No matter how you were made, I wanted to have you long before you were in my tummy. And I loved you long before you were born.

You are very, very important!

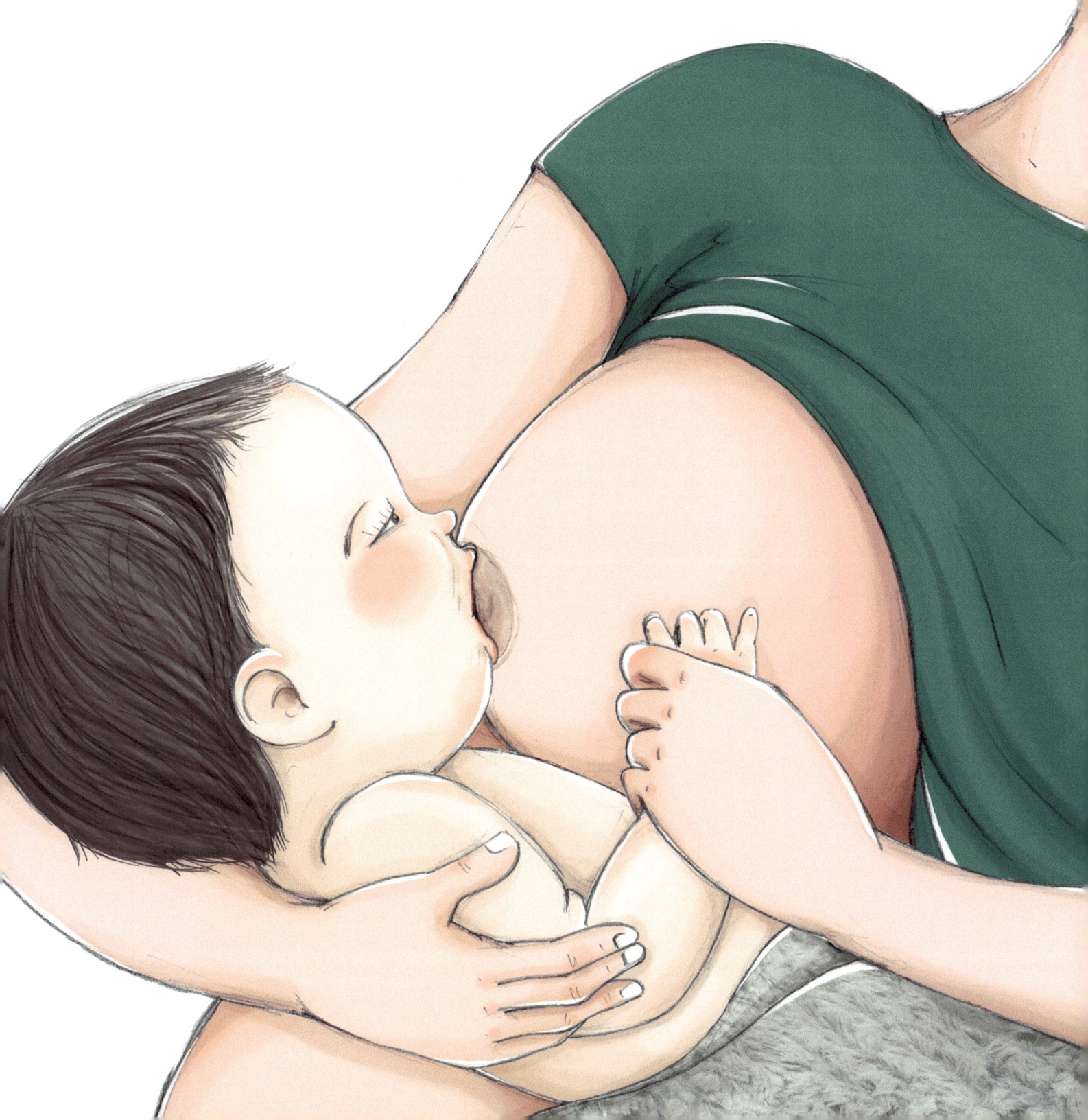

GUÍA PARA FAMILIAS Y EDUCADORES

Cuando Olga Junyent me propuso escribir estas líneas, me hizo mucha ilusión. Precisamente, en mi libro *Familias modernas* mencionaba la necesidad de que la reproducción asistida se explicara de una manera comprensible a los niños y niñas que hubieran nacido mediante estas técnicas. En este sentido, los cuentos de Olga son un recurso fantástico.

Las explicaciones se plantean de una forma divertida y a la vez muy clara. Y las maravillosas ilustraciones de Bernadette Cuxart les dan todavía más vida. Sin duda, los cuentos transmiten toda la ternura y la fuerza de una madre profundamente agradecida por haber vivido esta experiencia. Una alegría que, como vemos en la serie *Tenías que ser tú*, se convierte en un amor infinito hacia el hijo.

A menudo, las madres y los padres que han recurrido a la reproducción asistida dudan sobre cómo hablar de ello con los pequeños. Ahora tendrán la suerte de poder recurrir a estos cuentos tan bonitos, que los acompañarán en el camino de explicar a los hijos que hay muchas maneras de venir al mundo. Y, por supuesto, estos cuentos también proporcionan una ayuda inestimable a los docentes y al resto de profesionales que apoyamos a estas familias.

Así pues, celebro que Olga Junyent, a raíz de su experiencia con su hijo Maiol, se haya decidido a escribir estos cuentos para enseñar a los niños de dónde vienen, un nuevo recurso que estas familias agradecerán. Espero que disfrutéis de estos cuentos tanto como yo.

Gracias, Olga y Maiol. Con cariño y agradecimiento,

Joan Corbalán - Autor de *Familias modernas*

GUIDE FOR FAMILIES AND EDUCATORS

When Olga Junyent asked me to write this forward, I was thrilled. In my book *Modern Families*, I mentioned the need for children's books that explain assisted reproduction in an understandable and engaging way, especially as a resource for children who were born using these techniques. Olga's stories are a fantastic resource.

Olga has created fun and clear explanations and Bernadette Cuxart's wonderful illustrations bring the book to life even more. The stories warmly convey all the tenderness and strength of a mother who is deeply grateful for having experienced assisted reproduction... A mother full of joy and infinite love for her child, as we see in the It Had to Be You series.

Mothers and fathers who have chosen assisted reproduction are often unsure about how to talk about it with their children. But now they are lucky to have these beautiful books as a resource, with stories which will help them explain to their curious children that there are many ways to come into the world. Olga's books also provide invaluable help to teachers and other professionals who support these families.

Thanks are due to Olga Junyent who, based on her experience with her son Maiol, decided to write these stories to teach children where they come from. A new resource that all families will treasure. I hope you enjoy these stories as much as I do.

Thank you, Olga and Maiol. With love and gratitude,

UN POCO DE CONTEXTO

En 1978 nació en el Reino Unido la primera niña concebida por fecundación *in vitro*, Louise Brown. Desde entonces, según la Sociedad Europea de Reproducción Humana y Embriología (ESHRE), han venido al mundo más de ocho millones de niñas y niños gracias a las técnicas de reproducción asistida.

En España, según el registro nacional de tratamientos de fertilidad, nacen 34.000 niños al año gracias a diversas técnicas, un 9% del total. Es un porcentaje alto. Los cambios sociales ocurridos en las últimas décadas han propiciado que estas técnicas sean cada vez más habituales.

Los profesionales que atendemos a estas familias conocemos muy bien el camino que recorren tanto antes como después del nacimiento: un camino lleno de esperanza, pero también de dificultades. Uno de los dilemas que tienen que afrontar los padres es si deben explicar a sus hijos cómo fueron concebidos, especialmente si recurrieron a óvulos y/o esperma de donantes.

En la mayoría de los casos los psicólogos infantiles aconsejan que no se esconda esta realidad a los hijos. En este sentido, el cuento de Olga Junyent que tenéis en las manos es un gran aliado. No solo explica de forma clara y comprensible todo el proceso, sino que lo hace con naturalidad, humor y, sobre todo, haciéndonos partícipes del gran amor que rodea a estos pequeños. Porque, al fin y al cabo, es solo el amor lo que da sentido a las técnicas de reproducción asistida.

Dr. Xavier Saura Montiel
Ginecólogo especialista en reproducción asistida
y director médico del centro FecunMed Granollers

SOME CONTEXT

In 1978, Louise Brown was born in the UK. She was the first child conceived by IVF. Since then, according to the European Society for Human Reproduction and Embryology (ESHRE), more than 8 million girls and boys have come into the world thanks to assisted reproduction techniques.

In Spain, according to the national registry of fertility treatments, 34,000 children are born each year thanks to various assisted reproduction techniques. This makes up 9% of Spain's total yearly births, which is quite a high percentage. The social changes that have taken place in recent decades have made the use of assisted reproduction increasingly common.

Professionals who care for families who have used assisted reproduction techniques are very familiar with the journey that families take both before and after birth: a path full of hope, but not without its difficulties. One of the dilemmas that parents have to face is if they should explain to their children how they were conceived, especially if they used donor eggs and/or sperm.

In most cases, child psychologists advise that this reality is not hidden from children. The book that you have in your hands is a great ally in approaching the topic. Not only does Olga Junyent explain the whole process of assisted reproduction in a clear and understandable way, but she also does it naturally and with a good sense of humour. Olga helps us to partake in the great love that surrounds these little ones. After all, it is only love that gives meaning to assisted reproduction techniques.

Dr. Xavier Saura Montiel
Medical Director of FecunMed Granollers (Barcelona)

HABLAR DE LA DONACIÓN DE ÓVULOS O ESPERMATOZOIDES CON LOS HIJOS

La mayoría de familias que han concebido un hijo gracias a la donación de óvulos o espermatozoides se preguntan si es conveniente hablar de forma abierta con sus hijos sobre su origen. La respuesta es que sí. Y no solo es conveniente hablar de ello, sino que además los niños tienen todo el derecho a saberlo, porque forma parte de su historia personal, una historia que no empieza en el nacimiento, ni siquiera en la concepción, sino bastante antes, y que incluye el deseo de los padres y de las madres, sus expectativas y todas las vicisitudes ocurridas hasta el momento del embarazo y la posterior llegada al mundo.

¿Por qué nos cuesta tanto hablar de este tema? Pues porque la reproducción en la que interviene la donación presenta un elemento diferencial respecto a la más frecuente. Para entenderlo, hay que tener en cuenta los tres vínculos fundamentales que configuran la relación de parentalidad:

- El vínculo biológico, definido por la procedencia de nuestros genes.
- El vínculo legal, es decir, la relación jurídica entre madres/padres e hijos/as, constituida esencialmente por la patria potestad, los apellidos o los derechos sucesorios, entre otros aspectos.
- El vínculo afectivo, el más importante de los tres, que tiene que ver con a quién identificamos afectivamente y efectivamente como padre/madre e hijo/a al margen de lo que establezcan la biología o la ley. Este vínculo se constituye de forma libre y voluntaria entre los participantes en la relación.

En la familia tradicional los tres vínculos acostumbran a coincidir en las mismas personas. En cambio, en la reproducción asistida con gametos o embriones de donantes, como también en la adopción, esto no ocurre. Es el elemento diferencial que hace que en la historia biológica de los pequeños tengamos que incluir necesariamente a terceras personas que, además, en la mayoría de los casos son desconocidas y no tienen ningún vínculo legal ni afectivo con ellos.

Ante esta situación, muchas familias se preguntan cómo introducir estas figuras en su relato familiar. A veces, puede existir la tentación de rehuir la cuestión y mantenerla en secreto. En cambio, en otros casos la incomodidad que se siente y la sensación (errónea) de no ser padres "completos" empuja a algunas familias a no dejar de hablar de ello, como una manera de disculparse.

¿Cuál es entonces la opción adecuada? ¿Dónde está el punto medio? Probablemente esta pregunta se responde con una palabra: la disponibilidad. Las madres y los padres debemos estar disponibles y dispuestos a responder a las preguntas de los hijos sobre su propia historia, sin forzar el tema pero tampoco rehuirlo, y sobre todo sin asustarnos.

Los cuentos de la serie *Tenías que ser tú* son una magnífica ayuda para abordar esta cuestión y mostrar vuestra disponibilidad para hacerlo. Además, los buenos cuentos, como este, generan más preguntas y los padres y las madres debéis asumir la importante tarea de responderlas, siempre siguiendo el ritmo y las inquietudes de los niños y con un lenguaje comprensible y sencillo. No hace falta responder a todas las cuestiones de golpe; tampoco podemos pretender que entiendan la complejidad del asunto a las primeras de cambio. El tiempo y la disponibilidad para hablar del tema abiertamente permitirán que al cabo de los años comprendan su historia y la integren de una forma emocionalmente sana.

Roger Ballescà i Ruiz
Vicesecretario de la Junta de Gobierno y coordinador del Comité de Infancia
y Adolescencia del Colegio Oficial de Psicología de Cataluña (COPC)

HOW TO TALK ABOUT EGG OR SPERM DONATION WITH YOUR CHILDREN

Most families that have conceived a child thanks to egg or sperm donation wonder if it is a good idea to talk openly with their children about how they were conceived. The answer is yes! Not only is it a good idea to talk about it, but children have every right to know. It is a part of their personal history, a story that does not begin at birth or conception. It begins before then, with the hopes and devotion of their mothers and fathers, and all the changes that occurred up to the moment of pregnancy and the child's arrival.

Why is it so difficult for us to talk about this topic? Well, reproduction involving donation has a different element from nature's sexual reproduction. To understand the uniqueness of the situation, we must consider the three fundamental links in the parent-child relationship:

- The biological link, which is the origin of our genes.
- The legal bond, which is the legal relationship between mothers/fathers and children, including parental authority, surnames, inheritance rights, and other legal issues.
- The affective bond, which is the most important of the three. The affective bond has to do with who we identify affectively and in real-life situations as mother/father and child, regardless of biology or law. This bond is established freely and voluntarily between the people in the relationship.

In a traditional family, the three links tend to coexist in the same people. In contrast, this does not occur in assisted reproduction, with donor gametes or embryos, or in adoption. This means that we need to include third parties in the little ones' biological stories. In most cases, they are unknown people and they do not have any legal or emotional links with the children.

When faced with this situation, many families wonder how to introduce the third-party figures into their family story. Sometimes there is a temptation to shy away from the issue and keep it a secret. Other times, the discomfort that is felt, or the feeling of not being "complete" parents (which is just a feeling, not a fact), pushes some families to constantly talk about it, as a way apologising for their choice.

So, what is the best option? How can we find a happy medium? This question can probably be answered in one word: openness. Mothers and fathers must be available and willing to answer children's questions about their own story, without forcing the topic, without avoiding it, and above all not fearing it.

The *It Had to Be You* books are a great resource to help you start talking about this issue and to show your openness to doing so. Such good stories bring about more questions than answers, and parents must assume the important role of answering them, always following the children's pace and concerns, and using simple and understandable language. It is not necessary to answer all questions at once, nor for your child to understand the complexity of the matter on the first reading. Talking about the subject gradually and openly will allow them to understand their personal story as they grow and to embrace it in an emotionally healthy way.

Roger Ballescà i Ruiz
Deputy Secretary of the Catalonian Regional Government, and Coordinator of the Centre for Children and
Adolescent Mental Health at the Official College of Psychology of Catalonia (COPC)

Después de leer el cuento, los niños pueden plantearse otras preguntas. A continuación, se recogen algunas de las que se les podrían ocurrir, con unas respuestas que pueden servir de guía.

¿Qué es un donante?

Un o una donante es la persona que da el óvulo o espermatozoide (a veces también se llama padre biológico o madre biológica). Pero tu padre o madre es la persona que te cuida, te educa, te ayuda, te quiere y te protege.

¡Lo/la quiero conocer!!

Es normal que lo pienses: ¡estás aquí gracias a él/ella! Pero no puede ser. Hay una ley que dice que no se pueden conocer a los señores y señoras que donan sus espermatozoides u óvulos.

¿Por qué la ley dice que no los podemos conocer?

Unos expertos piensan que es mejor que no se sepa quiénes son los donantes. Hay otros que opinan que sería mejor saberlo... Pero, de momento, no se puede saber.

¿No quiere verme porque no me quiere?

No es por eso, ni mucho menos. No te puede conocer; pero, si te conociera, ¡yo creo que te querría seguro! Además, si no hubiera querido que existieras, no habría dado sus óvulos/espermatozoides.

¿Y cómo quieres que le demos las gracias si no sabemos cómo se llama ni dónde vive?

No hace falta dar las gracias en persona. Se puede estar agradecido igualmente. ¡Desde lo más hondo del corazón!

¿Por qué hay niños que tienen una mamá y un papá y yo tengo dos madres/dos padres?

Porque hay muchos tipos de familias. Hay familias con dos padres, con un padre y una madre, con dos madres, con una sola madre o un solo padre, con padres que viven juntos o que viven separados... Hay un montón de familias distintas y ninguna es mejor que otra. Además, ¡todos nosotros somos únicos y especiales! Lo que de verdad importa es que te sientas querido y cuidado.

Mamá, ¿y tú por qué no tenías un papá para mí??

Tener hijos/as es una gran responsabilidad y no se pueden tener con cualquier persona. Yo no encontré a la persona adecuada.

After reading the story, children may ask themselves more questions. Below are some areas of curiosity that could come up, with answers that serve as a guide.

What is a donor?

A donor is a person on who provides the egg or sperm (sometimes it's also called the biological father or biological mother). But your father or mother is the person who takes care for you, educates you, helps you, loves you and protects you.

I want to meet him/her!

It is normal to feel that way: you are here thanks to him/her! But we can't. There is a law that says that we cannot meet the men and women who donate their sperm or eggs.

Why does the law say that we cannot meet them?

There are experts who think that it is better not to know who the donors are. There are others who think that it would be better to know... But, at the moment, we can't.

Is the reason you don't want to see me because you don't love me?

Far from it! I cannot meet you because of the law. But, if I knew you, I'm sure I would love you! Also, if I hadn't wanted you to exist, I wouldn't have donated my egg/sperm.

And how do you want us to thank you if we don't know your name or where you live?

There's no need to say thank you in person. You can still be grateful. From the bottom of your heart!

Why are there children who have a mum and a dad and I have two mothers/two fathers?

Because there are many types of families. There are families with two fathers, with a mother and a father, with two mothers, with a single mother or a single father, with parents who live together and with parents who live separately... There are a lot of different families and no one family is better than another. We are all unique and special! What really matters is that you feel loved and cared for.

Mum, why didn't you have a dad for me?

Having children is a great responsibility and I didn't want to have a child with just anyone. I didn't find the right person.

¿El espermatozoide ganador soy yo?

No. El espermatozoide ganador es una parte de ti, y el óvulo donde entró el espermatozoide es la otra parte. Se necesitan las dos partes para hacer un bebé y son igual de importantes.

¿Siempre hay una carrera de espermatozoides?

No siempre. Cuando se hace una inseminación artificial, es decir, cuando el médico introduce los espermatozoides dentro de la barriga de mamá, sí que hay una carrera.

En cambio, con una fecundación *in vitro* es diferente. Quiere decir que extraen los óvulos de mamá y se forma el embrión fuera, en un laboratorio. En este caso no hay ninguna carrera, sino que hay un *casting* de espermatozoides. El médico escoge el espermatozoide más vivaracho y después lo introduce dentro de un óvulo que sea chulo. Se empieza a formar el embrión y, al cabo de unos días, el médico lo pone dentro de la barriga de mamá para que empiece a crecer y crecer y a convertirse en un bebé.

¿Qué pasa con el resto de espermatozoides que no ganan la carrera? ¿Y con los embriones que no se utilizan?

Hay tres posibilidades:

1. Conservarlos congelados por si más adelante se quieren tener más hijos.
2. Donarlos a personas que no pueden tener hijos.
3. Donarlos a la ciencia para hacer investigaciones.

¿Es verdad que podía oír música o cómo me hablabas estando dentro de la barriga?

Sí, cuando esta dentro de la barriga el bebé puede oír música, el latido del corazón de la madre, su voz, su respiración, el runrún que le hacen las tripas, el ruido...

Las respuestas se han redactado con el asesoramiento de **Roger Ballescà**, vicesecretario de la Junta de Gobierno y coordinador del Comité de Infancia y Adolescencia del Colegio Oficial de Psicología de Cataluña, y de **Xavier Saura**, ginecólogo especializado en reproducción asistida y director de Fecunmed Granollers.

Am I the winning sperm?

Not quite. The winning sperm is one part of you, and the egg that the sperm entered is the other part. It takes both parts to make a baby and they are both just as important.

Is there always a sperm race?

Not always. When artificial insemination is done, that is, when the doctor introduces the sperm into the mother's tummy, there is a race.

But in vitro fertilisation is different. It means that they extract the mother's egg, and the embryo is formed in a laboratory. In this case there is no race, but there is a sperm audition. The doctor chooses the liveliest sperm and then inserts it into the coolest egg. The embryo begins to form, and after a few days, the doctor puts it inside the mother's tummy so that it can start to grow and become a baby.

What happens to the rest of the sperm that don't win the race? What about embryos that are not used?

There are three options:

1. Freeze them in case mum/dad wants to have more children later.
2. Donate them to people who cannot have children.
3. Donate them to science for research.

Is it true that I could hear music or you talking to me from inside your tummy?

Yes, inside the tummy, the baby can hear music, the mother's heartbeat, her voice, her breathing, the rumble of her tummy, and other noises.

The answers have been written with the help of **Roger Ballescà**, Deputy Secretary of the Catalonian Regional Government, and Coordinator of the Centre for Children and Adolescent Mental Health at the Official College of Psychology of Catalonia (COPC), as well as the help of **Xavier Saura**, Specialised Gynaecologist in assisted reproduction and Medical Director of FecunMed Granollers.

Próximo cuento...
Next story...

Olga Junyent - Bernadette Cuxart

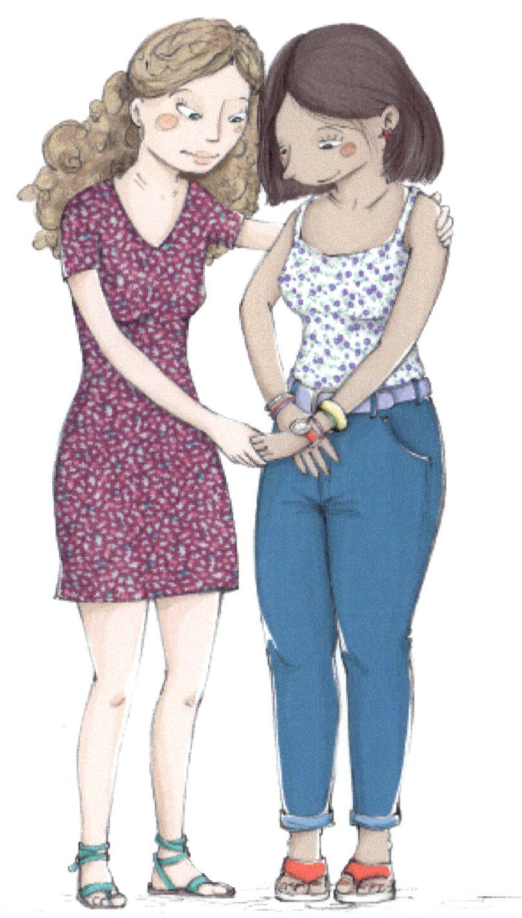

Dos madres - Two mothers

TENÍAS QUE SER TÚ
IT HAD TO BE YOU

www.ingramcontent.com/pod-product-compliance
Lightning Source LLC
Chambersburg PA
CBHW040408220526
45473CB00004B/1163